LA
NEURASTHÉNIE GÉNITALE

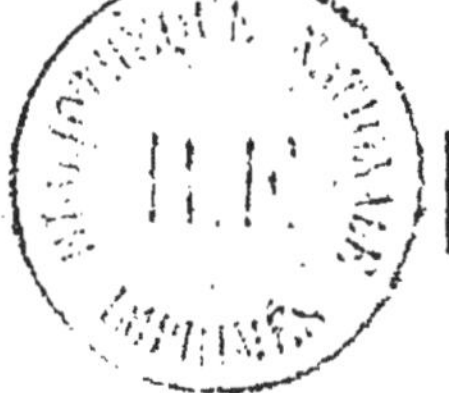

FÉMININE

PAR

Le Dr Jules BATUAUD

PARIS

A. MALOINE, ÉDITEUR

25-27, RUE DE L'ÉCOLE-DE-MÉDECINE, 25-27

—

1906

LA

NEURASTHÉNIE GÉNITALE

FÉMININE

BIBLIOTHÈQUE DE LA NUTRITION

PUBLIÉE SOUS LA DIRECTION

Du docteur F. de GRANDMAISON

DE GRANDMAISON. — **L'Albuminerie goutteuse.** In-18.   4 fr.

GIRAUD. — **L'Œil diathésique.** In-18 . . . .   4 fr.

GAUTRELET. — **Physiologie Uro-sémiologique.** In-18.   4 fr.

BATUAUD. — **La Neurasthénie génitale féminine.**
In-18 . . . .   4 fr.

En Préparation

RŒSER. — **Chimie alimentaire.**

PASCAULT. — **L'Arthritisme par suralimentation.**

BIBLIOTHÈQUE DE LA NUTRITION

LA

NEURASTHÉNIE GÉNITALE

FÉMININE

PAR

Le Dr Jules BATUAUD

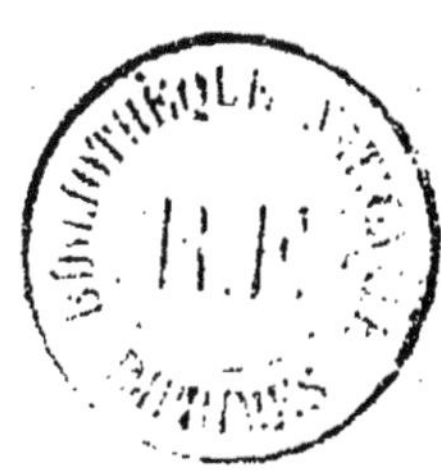

PARIS

A. MALOINE, ÉDITEUR

25-27, RUE DE L'ÉCOLE-DE-MÉDECINE, 25-27

—

1906

Principales publications du Dr BATUAUD

Les hémorrhagies dans le cas de tumeurs fibreuses de l'Utérus, l'endométrite, cause de ces hémorrhagies, et leur traitement par le curettage. In-8 de 134 pages, avec fig. Paris, 1891, Steinheil.

Des applications thérapeutiques de la cocaïne en gynécologie. *Revue des Maladies des femmes*, avril 1885.

A propos de deux cas de fistule vulvo-rectale. *Id.*, mai 1887.

Des troubles gastriques et en particulier des vomissements d'origine génitale, chez la femme, en dehors de la grossesse. *Id.* Avril 1888.

Des abus de la castration chez la femme. *Id.* Août 1889.

Les Indications du raclage de l'utérus. *Id.*, septembre 1889.

Le crayon de chlorure de zinc dans le traitement des endométrites; parallèle avec le curettage de la cavité utérine. *Id.*, février 1890.

Quelques observations d'atrésies utérines à la suite de l'emploi des crayons de chlorure de zinc dans le traitement des endométrites. *Id.*, septembre 1890.

L'ablation des annexes est-elle utile au point de vue de la guérison de l'hystéro-épilepsie ? Observation. *Id.* novembre 1889.

L'influence du traitement des cystites sur les pyélo-néphrites, comparée à celle du traitement de l'endométrite sur les salpingites. *Id.* Octobre 1890.

Note clinique sur l'emploi de l'hydrastis canadensis dans les congestions hémorrhagipares de l'utérus. *Id.*, janvier 1891.

Sur un cas d'hystéropexie abdominale pour rétroversion utérine (Communication faite à la Société médicale de l'Elysée). *Id.*, avril 1892.

Guérison de l'incontinence d'urine, chez la femme, par la méthode de Thure-Brandt. *Id.*, juin 1892 et juillet 1894.

Séméiologie et traitement des grandes névralgies pelviennes (Communication faite à la Société médicale de l'Elysée). *Id.* janvier 1893.

Traitement du prolapsus utérin. *Id.*, février et mars 1894.

Dilatateur antéro-postérieur et curettes latérales du Dr Batuaud. *Id.* juin 1893.

De l'emploi d'une nouvelle tige intra-utérine pour faciliter la réduction manuelle des rétro-déviations (Association française pour l'avancement des sciences, session de Caen; août 1894).

Technique thérapeutique des maladies des femmes. *Revue des Maladies des femmes*, 1895, 1896 et 1897 (En collaboration avec le Dr J. Chéron).

Irido-choroïdite d'origine utérine (Note lue à l'Académie de médecine, 16 juin 1896, en collaboration avec le Dr Vignes).

Un cas d'atrophie spontanée de tumeur fibreuse interstitielle après l'accouchement (Soc. méd. de l'Elysée, 4 janvier 1897). *R. m. f.*, février 1897.

Sur une modification au pessaire de Hodge dans les rétroversions compliquées de latéroversion (Soc. méd. de l'Elysée, novembre 1897), *R. m. f.*, décembre 1897.

Dilatation artificielle de l'utérus. In-8 de 31 pages avec fig. Extrait de la *Thérapeutique contemporaine*, avril et mai 1901.

LA NEURASTHÉNIE
GÉNITALE FÉMININE

PREMIÈRE PARTIE

INTRODUCTION

COEXISTENCE DE LA NEURASTHÉNIE AVEC UNE INFECTION GÉNITALE

CHAPITRE PREMIER

INTRODUCTION

CONSIDÉRATIONS GÉNÉRALES. — HISTORIQUE. — DIVISION DU SUJET

SOMMAIRE. — Comment j'ai été amené à m'occuper de cette question. — L'abandon de la gynécologie médicale, en 1886. — L'enseignement de Jules Chéron et la lutte contre les abus opératoires. — La communication de M. Richelot sur les grandes névralgies pelviennes, en décembre 1892, et mon premier travail sur ce sujet. — Ma collaboration à la *Revue des maladies de la nutrition* m'offre l'occasion d'exposer les résultats de mes observations cliniques sur la neurasthénie génitale des femmes.

Fréquence de la neurasthénie génitale. — Importance de cette étude au point de vue pratique.

L'arthritisme, comme caractéristique humorale de la neurasthénie et confirmation des idées de M. Huchard à ce sujet. — Les ptoses viscérales multiples de M. Glénard, comme caractéristique anatomo-pathologique de cette névrose. — L'hypotension artérielle de Chéron et son importance théorique et pratique.

L'historique de la neurasthénie génitale est très court. — Les neuro-pathologistes ne lui consacrent que quelques lignes. — Les traités de gynécologie chirurgicale sont presque muets sur la question, sauf à propos des grandes névralgies pelviennes. — Les fausses utérines de MM. Dalché et Robin n'ont rien à faire avec les cas que nous avons à étudier. — Il est indispensable de comprendre, dès le début, que nous entendons parler, ici, de malades ayant une lésion plus ou moins importante des voies génitales et qui réclament, toujours, un traitement gynécologique. — Les travaux de M. Picqué, avec la collaboration de MM. Briand, Dagonet, Febvré, nous seront utiles pour l'étude des psychoses post-opératoires et la discussion des indications opératoires chez les neurasthéniques.

Division du sujet. — A. Coexistence de la neurasthénie avec une infection génitale. — B. Influence de la neurasthénie sur l'appareil utéro-ovarien. — C. Neurasthénie à point de départ génital. — D. Clinomanie neurasthénique. — E. Résumé, conclusions et règles générales du traitement de la neurasthénie.

Il y a une vingtaine d'années, en 1886, quand j'entrai, comme interne, dans le service du Dr Jules Chéron, à Saint-Lazare, la crise de la gynécologie médicale avait atteint son apogée.

Le traitement des maladies des femmes, tel qu'on le pratiquait dans les services de médecine des hôpitaux, était devenu tellement sommaire et, par suite, si insuffisant ; le diagnostic, par les médecins, était tellement négligé, comme conséquence de leur méconnaissance de l'examen bi-manuel et des méthodes complémentaires d'exploration ; d'autre part, la chirurgie de l'abdomen prenait une telle extension que, peu à peu, et ce n'était que justice, les chirurgiens entrèrent, en triomphateurs, dans une place si mal défendue. La gynécologie devint exclusivement chirurgicale.

Cependant, quelques médecins parmi lesquels j'ai bien le droit de mettre en première ligne mon regretté maître, Jules Chéron, tout en faisant leur profit de la rénovation scientifique de la gynécologie, au triple point de vue de la nosographie, des nouvelles méthodes d'examen et de l'innocuité des manœuvres locales obtenue par l'antisepsie et l'asepsie, continuèrent à traiter médicalement et efficacement les maladies des femmes.

Excellent médecin, Jules Chéron enseignait à ses élèves qu'il faut toujours soigner la malade en même que la maladie locale. Il avait une préoccupation constante de l'état diathésique, de l'état général et en montrait l'importance, au point de vue thérapeutique, comme complément indispensable du traitement gynécologique.

Devenu, pendant mes quatre années d'internat et pendant les années qui ont suivi, son ami et son collaborateur, j'ai été associé à ses recherches sur la tension artérielle, dans les maladies des femmes, et les indications du sérum artificiel. Ensemble, nous avons mené, pendant une quinzaine d'années, dans la *Revue des maladies des femmes*, le combat contre les abus opératoires, vraiment excessifs à cette époque. Ensemble nous avons décrit la technique thérapeutique gynécologique, pour donner aux médecins des armes moins surannées et leur permettre de faire, en connaissance de cause, des traitements plus actifs.

Entre autres états généraux, la neurasthénie m'avait tout particulièrement intéressé et j'en avais noté l'existence, dans tous les cas que j'avais eu l'occasion d'observer. C'est ce fait qui me permit, au moment même de la retentissante communication de M. Richelot sur les grandes névralgies pelviennes (décembre 1892), et au cours même de l'importante discussion qui suivit cette communication, de publier mon premier travail sur le rôle de la neurasthénie dans la production des phénomènes douloureux pelviens, particulièrement rebelles et tenaces, que M. Richelot venait de dénommer ainsi.

Depuis lors, j'avais continué à étudier, chez mes malades de clinique ou de clientèle, les effets réciproques de la neurasthénie et des affections génitales et j'avais accumulé de nombreux matériaux. Aussi, lorsque les rédacteurs de la *Revue des maladies de la nutrition* me demandèrent, en 1903, de collaborer avec eux, pour exposer les relations de la médecine générale avec la gynécologie, je fus heureux de pouvoir résumer, dans une série de douze articles échelonnés de 1903 à 1906, les résultats de mes recherches cliniques sur ce sujet.

Ce sont ces études que je réunis, ici, en volume, à la demande de mes élèves et d'un certain nombre de confrères qui ont bien voulu y trouver un certain intérêt de nouveauté et d'utilité pratique, tout à la fois.

Au moment de publier ce volume, je crains que les neuro-pathologistes ne m'accusent d'attacher une trop grande importance aux états utéro-pelviens que nous allons passer en revue ensemble. Je redoute également que les gynécologistes ne me fassent le reproche inverse de vouloir exagérer le rôle pathogénique de la neurasthénie et de me préoccuper d'une façon excessive du traitement général. Il ne peut guère en aller autrement, avec l'état d'esprit habituel aux uns et aux autres et ce serait, sans doute, une bien grande présomption de ma part que d'espérer les rallier complètement à mes idées.

N'ayant fait, ici, que classer méthodiquement des faits cliniques observés sans parti pris et exposer, d'une façon aussi précise que je l'ai pu, ma pratique personnelle, c'est aux médecins praticiens que je dédie ce livre. Puissent-ils le lire sans trop d'ennui et en tirer profit dans l'intérêt des neurasthéniques génitales qui viendront demander le secours de leur science et de leur dévouement.

*
* *

La fréquence de la neurasthénie génitale est telle qu'il n'est peut-être pas de médecin praticien, de gynécologiste, de chirurgien qui n'ait journellement l'occasion de se débattre contre les difficultés d'interprétation pathogénique, contre les difficultés d'indications thérapeutiques auxquelles peuvent donner lieu, soit la localisation de la névrose sur l'appareil utéro-ovarien, soit la coexistence de la névrose et d'une lésion pelvienne.

Ne voir que l'affection génitale, c'est s'exposer, à tout le moins, à n'obtenir, si tant est qu'on l'obtienne, qu'un résultat tout à fait incomplet et transitoire, car les mêmes troubles ne tarderont pas à reparaître, sous l'influence de la persistance de la neurasthénie.

S'occuper uniquement de l'épuisement nerveux et tenir pour négligeable la lésion locale, c'est laisser persister une épine qui réveillera, tôt ou tard, les phénomènes nerveux ; c'est souvent rendre impossible la reprise d'habitudes de vie normales, sans lesquelles la neurasthénie ne peut être guérie.

La malade ne trouvant pas de remèdes à ses souffrances et le médecin n'arrivant pas, en raison de l'insuffisance de son traitement, à améliorer son état, la chirurgie semble la seule ressource et c'est par la faute des médecins, il faut bien le dire, que des interventions chirurgicales plus ou moins graves sont tentées, sans succès, alors qu'un traitement médical, à la fois local et général, plus ou moins prolongé aurait pu et pouvait seul se montrer d'une réelle efficacité.

*
* *

Le sujet que nous traitons, dans ce volume, doit faire partie d'une série d'ouvrages consacrés aux maladies de la nutrition. La neurasthénie n'est-elle pas précisément dénommée, suivant l'expression souvent citée de M. Huchard, la *névrose arthritique* ?

Et, en effet, si, chez les malades dont nous nous occupons en ce moment, il est fréquent de noter des antécédents héréditaires plus ou moins chargés du côté névropathique, ces antécédents peuvent heureusement faire défaut, tandis que nous trouvons constamment, pour peu que nous prenions la peine de les rechercher, des antécédents d'arthritisme très nets et souvent très accusés.

Quant aux neurasthéniques elles-mêmes, on peut dire qu'elles sont toujours arthritiques et si, pour éviter toute appréciation *a priori*, on s'en rapporte à l'analyse de leurs urines, tableau fidèle de leur mode de nutrition, on y constate invariablement les caractères urologiques de l'arthritisme : hyperacidité totale de l'urine, excrétion de l'acide urique en excès par rapport à la quantité des éléments fixes, dépôts d'urates, d'oxalates, phosphaturie, etc. Sur un nombre élevé d'observations personnelles, je n'ai guère vu d'exceptions à cette règle ; je crois donc inutile d'insister sur cette proposition, qui me semble définitivement acquise.

Il convient, du reste, et dès maintenant, d'ajouter que la notion d'arthritisme, *caractéristique humorale* du terrain neurasthénique, pour importante qu'elle soit, n'est pas suffisante pour expliquer la pathogénie, non plus que pour servir de bases au traitement de la neurasthénie en général, et de la neurasthénie génitale, chez la femme en particulier.

On ne saurait nier l'importance du surmenage, physique ou moral, comme cause occasionnelle des accidents neurasthéniques, pas plus qu'on ne ferait une thérapeutique rationnelle et complète de cette affection, si l'on négligeait de parti pris l'hypotension artérielle (J. Chéron), l'atonie générale de tous appareils musculaires à fibre lisse, les ptoses viscérales multiples (entéroptose, gastroptose et dilatation de l'estomac, ectopie rénale, etc.) que l'on a pu considérer comme la *caractéristique anatomo-pathologique* de la neurasthénie (F. Glénard). Il n'est que juste de rappeler que c'est à M. F. Glénard [1] que revient le mérite d'avoir dévoilé l'entéroptose, si bien que les termes d'entéroptose et de maladie de Glénard sont, à bon droit, synonymes. J'ai plaisir à rattacher au nom de J. Chéron [2] la notion, capitale en l'espèce, de l'*hypotension artérielle*, cette hypotension, dont la mesure journalière est si facile, exprimant, en chiffres, le degré d'hypotonus de tous les viscères, indiquant jusqu'à quel point le fonctionnement de l'organisme épuisé se montre languissant, marquant le degré d'amoindrissement de l'individu. J'ajouterai, et nous aurons l'occasion de le démontrer, que l'étude de la tension artérielle peut servir de guide à la thérapeutique dans l'emploi des agents physiques modificateurs de la neurasthénie.

*
* *

La neurasthénie génitale, chez la femme, n'a été que peu étudiée jusqu'ici et les courtes descriptions qui en ont été faites manquent vraiment de la précision désirable.

[1] F. GLÉNARD. — *Revue de médecine*, janvier 1887.
[2] Jules CHÉRON. — *Lois générales de l'hypodermie*, Paris, 1893.

Sans doute, on lui consacre bien quelques phrases, dans les monographies écrites sur la neurasthénie en général, mais pour dire brièvement que « les petites lésions génitales constatées chez les neurasthéniques sont plus souvent effet de la neurasthénie que cause de l'épuisement nerveux, persistant ou s'aggravant avec elle, n'étant jamais entièrement guéries par les procédés de la thérapeutique locale, subissant au contraire l'influence heureuse du traitement général. » Ainsi s'exprime Levillain [1] dont la monographie, d'ailleurs très instructive, reflète fidèlement les idées de Charcot sur la neurasthénie.

Dans les traités un peu anciens de gynécologie, il n'y a bien entendu, rien à chercher sur le sujet qui nous occupe, la neurasthénie n'étant pas connue, au moment où ils furent rédigés. Dans les traités de gynécologie récents, même silence sur la question, sauf à propos des grandes névralgies pelviennes dont nous aurons à parler, dans une autre partie de cet ouvrage.

Nous verrons également plus tard que J. Chéron a commencé l'étude des troubles de statique utérine d'origine neurasthénique, en décrivant l'abaissement de l'utérus en antéversion coïncidant avec la dilatation de l'estomac et les ptoses viscérales multiples.

Dans un ouvrage publié en 1900, sur le *Traitement médical des maladies des femmes*, M. Dalché [2] insiste surtout, à son article neurasthénie [3], sur les *fausses uté-*

---

[1] LEVILLAIN. — *La neurasthénie*, Paris, Maloine, 1891, p. 101.

[2] ALBERT ROBIN et PAUL DALCHÉ, *Traitement médical des maladies des femmes*, Paris, Rueff, 1900. D'après la préface des auteurs, la séméiologie des fausses utérines et la partie plus spécialement gynécologique appartient à M. Dalché.

[3] *Loc. cit.*, p. 73.

rines qui, dit-il, « inventent de toutes pièces les maladies utérines les plus effroyables et viennent exposer, avec un grand luxe de détails, les misères dont elles ont l'esprit obsédé et qui souvent ne reposent sur rien ou presque rien. Il ne faut pas les confondre avec les malheureuses patientes que de longues souffrances pelviennes et génitales rendent à la longue neurasthéniques. » Mais, de ces dernières, il n'est plus question, ce qui est regrettable si on admet, comme j'espère le démontrer, que la coexistence de la neurasthénie et d'une affection génitale infectieuse n'est pas sans en modifier notablement l'allure clinique.

En revanche, M. Dalché consacre quelques pages [1] aux rapports des ptoses abdominales avec les organes génitaux : entéroptose isolée, néphroptose isolée, entéroptose et néphroptose associées avec organes génitaux sains, avec utérus malade, avec annexes malades, avec annexes et utérus malades. Le cadre est, certes, idéalement complet, mais l'auteur est visiblement préoccupé d'exposer la question au point de vue des fausses utérines. Ce n'est pas que je ne trouve le plus grand intérêt à ce travail, bien loin de là et je ne saurais trop en conseiller la lecture. Je suis, de même, le premier à déclarer que MM. A. Robin et Dalché ont fait une œuvre éminemment utile en revendiquant, pour la gynécologie, les droits de la thérapeutique médicale, trop négligée depuis une vingtaine d'années.

Rien ne serait plus loin de ma pensée que de mettre en doute l'existence et même la fréquence des fausses affections utérines. Il m'est arrivé, bien des fois, de rassurer ces malades nosophobes qui craignent d'avoir une tumeur fibreuse parce qu'elles ont des règles un peu excessives, qui redoutent un cancer à propos de quelques pertes leu-

[1] *Loc. cit.*, p. 3o.

corrhéiques légèrement teintées de sang. Ce sont ces mêmes malades qui parlent de cancer de l'estomac lorsqu'elles ont eu une indigestion ou qui se croient vouées à l'ataxie locomotrice dès qu'elles souffrent d'une névralgie lombo-abdominale de quelque intensité.

Tout cela est bien entendu, mais ce que je tiens à préciser dès le début de cette étude, c'est que j'entends parler, ici, de malades ayant une lésion plus ou moins importante des voies génitales et qui réclament, toujours, un traitement gynécologique. Je me place donc à un tout autre point de vue que MM. Dalché et Robin.

En terminant cet historique très bref, je dois signaler les travaux de M. Picqué [1], avec la collaboration de MM. Briand, Dagonet, Febvré, auxquels nous emprunterons la description des psychoses et de la neurasthénie post-opératoires, ainsi que la discussion des indications opératoires, chez les neurasthéniques. Nous espérons, ainsi, éviter le reproche de trop pousser au noir la gravité des interventions chirurgicales, chez les nerveuses, au point de vue de leur avenir mental, qu'il est important de connaître exactement.

*
* *

Voici dans quel ordre nous exposerons la question de la neurasthénie génitale de la femme et les principales divisions du sujet.

A) Dans un premier chapitre, nous étudierons la COEXISTENCE de la neurasthénie avec une infection génitale. Dans

---

[1] Picqué et Dagonet, *Chirurgie des aliénés*, Paris-Masson t. I, 1891 ; t. II, 1903 ; t. III, 1904 — et Picqué et Briand : *Nouvelle contribution à l'étude des psychoses post-opératoires*, Archives de neurologie, 1903, n° 87.

ce groupe de faits, l'affection génitale semble occuper le premier plan et réclame, de toute évidence, un traitement local, mais c'est l'état neurasthénique qui crée la chronicité de l'affection utéro-annexielle et lui donne des apparences de gravité exceptionnelle. La transformation rapide de ces malades par un traitement mixte, visant à la fois la neurasthénie et les lésions pelviennes, démontre l'exactitude de cette proposition ; l'insuccès du traitement chirurgical isolé en est une nouvelle preuve.

B) Dans les chapitres suivants, et ce sera la partie la plus importante de notre étude, nous exposerons l'influence de la neurasthénie sur l'appareil utéro-ovarien. Maintenant, il ne s'agit plus, comme tout à l'heure, de lésions nettement infectieuses, mais *a*) de *troubles de statique utérine* (instabilité utérine, utéroptose de Chéron, rétrodéviations neurasthéniques) ; *b*) de *phénomènes douloureux* hors de proportion avec la gravité des lésions locales (grandes névralgies pelviennes); *c*) de *troubles circulatoires ou trophiques* (congestion utéro-annexielle neurasthénique ; certaines pseudo-métrites ; hypertrophies transitoires dues à l'action triple de la neurasthénie, de l'arthritisme et d'une infection ancienne ; adhérences pelviennes). A propos de chacune de ces complications, nous aurons à démontrer le rôle de la neurasthénie dans la genèse des accidents locaux qui, contrairement à ce qui se passe pour les malades du groupe A, ne se seraient pas produits sans l'intervention de l'épuisement nerveux. Nous verrons également jusqu'à quel point ces lésions locales retentissent, à leur tour, sur la neurasthénie primitive.

C) La neurasthénie a point de départ génital nous occupera ensuite et nous en discuterons, sans parti-pris, la fréquence et l'importance qu'il ne faut pas exagérer. C'est ici que trouveront place la neurasthénie post-opératoire et les phychoses post-opératoires ainsi que la discussion de l'opportunité des interventions chirurgicales, chez les nerveuses en général.

D) A la CLINOMANIE NEURASTHÉNIQUE peu connue, non encore décrite dans ses causes et dans ses conséquences parfois sérieuses, sera consacré un chapitre spécial. La clinomanie pouvant survenir aussi bien dans le cas de neurasthénie génitale primitive que dans celui de neurasthénie génitale secondaire, sera logiquement placée ici.

E) Enfin, dans un dernier chapitre, nous ferons le RÉSUMÉ ET LES CONCLUSIONS des études précédentes, afin d'avoir une vue d'ensemble de la question des neurasthénies génitales et nous terminerons par les RÈGLES GÉNÉRALES DU TRAITEMENT DE LA NEURASTHÉNIE. Pour ce traitement, tout en évitant les détails et les méthodes exceptionnelles, nous essaierons cependant de donner un tableau complet et précis des moyens thérapeutiques les plus importants et les plus efficaces, ou tout au moins de ceux que nous jugeons tels d'après notre pratique personnelle.

CHAPITRE SECOND

COEXISTENCE DE LA NEURASTHÉNIE AVEC UNE INFECTION GÉNITALE

Sommaire. — La neurasthénie, comme cause prédisposante aux infections génitales. — Les infections génitales, cause de neurasthénie chez les prédisposées — La coexistence de la neurasthénie et d'une infection annexielle a-t-elle une importance pratique ?

Rôle prédominant des lésions locales dans les infections annexielles *aigües*; rôle accessoire de la neurasthénie concomitante. Utilité de restreindre l'acte opératoire au minimum, chez les neurasthéniques. Éviter les calmants et la morphine, en particulier, autant que cela est possible. Surveiller la tension artérielle et combattre l'hypotension à l'aide de doses faibles et répétées de sérum artificiel. Réflexions sur l'emploi du sérum artificiel à doses massives.

Importance de la neurasthénie quand elle coïncide avec une infection *chronique* des annexes. La méconnaissance de la neurasthénie exagère l'importance des lésions locales et entraîne à les considérer comme incurables par les moyens de conservation. — Faire la part de la neurasthénie, c'est voir la gravité réelle des lésions locales et concevoir la possibilité de les guérir sans intervention.

Observation détaillée, entrecoupée de réflexions, pour dégager la double étiologie : neurasthénie et infection génitale, pour exposer le traitement général et local à mettre en œuvre, pour montrer comment le problème se pose dans la pratique, avec toute sa complexité.

Conclusions qui découlent de cette observation.

Fréquence relative des faits analogues au précédent.

Nécessité absolue du traitement local. — Ulilité du sphygmomètre pour indiquer la durée et la force des pressions à employer dans le massage local, aussi bien qué dans le massage abdominal dont l'indication est fréquente, dans ces cas. — Autres traitements locaux à ne pas négliger : irrigations vaginales, lavements chauds, columnisation, thérapeutique intra-utérine, etc.

Enumération des moyens propres à combattre la neurasthénie et non moins nécessaires à employer : hygiène morale, réglement de vie, hygiène alimentaire, relèvement de la tension artérielle, etc. — Contre-indication formelle de la morphine. — Eviter le repos absolu au lit, dès que la période aiguë est passée, car on est en présence de malades que guette la clinomanie.

La neurasthénie peut-elle être considérée comme une cause prédisposante aux infections génitales? La réponse ne semble guère douteuse si l'on considère que tout ce qui amoindrit les forces de l'organisme, tout ce qui diminue la résistance des malades en face de l'infection, constitue une préparation du terrain à l'envahissement microbien et, par conséquent, crée une prédisposition à l'apparition et au développement des lésions dites inflammatoires.

Les infections pelviennes, d'autre part — et, ici, nous avons surtout en vue les infections des trompes de Fallope et des ovaires — sont trop déprimantes, trop hypotensives; elles atteignent, d'une façon trop intense, la nutrition générale pour n'être pas génératrices d'épuisement nerveux, chez les femmes prédisposées à la neurasthénie.

Quoi qu'il en soit et réservant cette question pour plus tard et, abandonnant toute hypothèse pour nous placer uniquement au point de vue clinique, nous pouvons affirmer, dès maintenant, que la *coexistence*, à un moment donné de l'évolution d'une infection annexielle aiguë, subaiguë, ou chronique, de la neurasthénie avec la lésion pelvienne est loin d'être exceptionnelle.

La constatation de la présence d'un état neurasthénique est-elle utile à faire, dans ces conditions? peut-elle influer sur le pronostic? est-elle susceptible de modifier, jusqu'à un certain point, la thérapeutique habituelle des affections annexielles? c'est là toute la question que nous ayons à résoudre dans ce chapitre. On verra que cette question ne manquera pas d'intérêt au point de vue pratique.

Sans doute, dans les affections *aiguës* des annexes, même chez les neurasthéniques, l'intensité et la gravité immédiate des lésions pelviennes dominent la scène, dictent le pronostic et dirigent les indications thérapeutiques ; la neurasthénie passe, provisoirement, au second plan.

Cependant, même dans ce cas, il y a lieu de tenir compte de la neurasthénie, dès que la vie de la malade n'est plus en jeu, dès que le premier orage est passé. C'est pour ces malades tout particulièrement qu'il faut s'efforcer de refroidir le plus tôt possible la lésion locale, au moyen de la glace largement appliquée, afin de n'avoir pas à intervenir en pleine poussée inflammatoire. S'il y a lieu à une intervention chirurgicale, l'état neurasthénique conseillera de se limiter à l'acte indispensable, à la simple évacuation de la collection purulente, par exemple, sans essayer l'ablation des annexes. Au cours du traitement on évitera, autant que possible, l'emploi des calmants et des injections hypodermiques de morphine, en particulier. On surveillera de très près la tension artérielle pour recourir aussi souvent que cela sera nécessaire au sérum artificiel à petites doses fréquemment renouvelées, en ne perdant jamais de vue ce principe que, chez les neurasthéniques, il ne faut jamais d'excitations violentes, épuisantes, mais des excitations modérées, répétées, sphygmomètre en main, pour agir en connaissance de cause et proportionnellement aux forces réactionnelles de la malade. On a certainement abusé des doses massives de sérum artificiel, dans bien des cas et même chez les malades d'une constitution vigoureuse, on n'a pas su toujours éviter le surmenage thérapeutique. De là, l'abandon regrettable d'un moyen puissant, d'une réelle efficacité, qu'il convenait seulement d'employer avec plus de mesure. *A fortiori,* chez les neurasthéniques, est-il nécessaire de restreindre les doses habituellement employées.

Si la neurasthénie coexistant avec une infection aiguë des annexes de l'utérus donne lieu à quelques considérations thérapeutiques, il est encore bien plus indispensable de penser à la neurasthénie, de la dépister avec soin et d'en tenir le plus grand compte, quand elle est associée à une *infection chronique* des trompes et des ovaires.

En effet, les salpingo-ovarites chroniques prennent une allure clinique toute spéciale, par le fait même de l'existence de l'épuisement nerveux.

Dire qu'un mauvais état général tend à rendre stationnaires sinon à aggraver les lésions de ce genre, c'est énoncer une vérité évidente, mais ce n'est pas assez.

L'étude raisonnée des observations cliniques, démontre comment la neurasthénie méconnue peut conduire les meilleurs gynécologistes à faire une erreur grave de pronostic et à proposer de bonne foi, des interventions chirurgicales graves, qui leur paraissent formellement indiquées et absolument indispensables, par le fait qu'ils attribuent tous les phénomènes pathologiques et en particulier l'épuisement de la malade aux seules lésions locales, et que, par conséquent, l'importance de ces lésions est, à leurs yeux, considérable. Faire sa part à la neurasthénie, dans le tableau symptomatique, ce serait, au contraire, remettre chaque chose à son plan véritable, ce serait diminuer d'autant l'importance de l'affection annexielle et, peut-être, concevoir la possibilité de la guérir sans l'emploi des moyens extrêmes.

Pour bien fixer les idées du lecteur, la méthode la plus simple est de le mettre en présence d'un exemple clinique.

L'observation qui va suivre devra être assez détaillée pour dégager nettement la double étiologie : neurasthénie par surmenage, d'une part, et infection génitale, d'autre part ; elle devra être assez complète pour permettre d'exposer le traitement, à la fois général et local, que je conseille en pareil cas ; elle devra, enfin, bien montrer comment le problème, avec toute sa complexité, se pose dans la pratique. Il m'a donc été impossible de résumer davantage ce fait clinique et j'ai été forcé, au contraire, d'entrecouper, par des réflexions que je jugeais indispensables et importantes à faire, l'histoire de la malade. Bien que, souvent, on ne lise pas les observations, je vous prie donc d'avoir la patience de lire celle-ci jusqu'au bout, car elle me semble caractéristique et instructive.

Une jeune femme de 23 ans vient me consulter pour savoir si elle doit se soumettre à l'hystérectomie vaginale avec ablation des annexes qui lui a été proposée par deux chirurgiens éminents, l'un de Bordeaux, l'autre de Paris, le premier partisan d'une intervention aussi précoce que possible et la présentant comme une opération d'urgence, le second admettant qu'on peut encore attendre un peu, mais faisant entrevoir que la castration s'imposera, dans quelques mois sans doute, comme unique ressource à un état grave, qui ne s'améliore nullement. Tous deux, du reste, en dehors d'une injection chaude, matin et soir, n'ont conseillé aucun traitement.

Certes, il est évident que cette malade est dans un état de santé déplorable. Elle mange peu et digère péniblement ; elle a, depuis près d'un an, de l'entérite glaireuse ; elle est très amaigrie. Le sommeil est mauvais. Les souffrances sont continuelles, dans le ventre et dans le bassin. Les forces sont très diminuées ; la malade peut à peine rester debout quelques instants. Tout lui est fatigue. Le moindre effort cérébral est pénible, comme le moindre effort physique lui est impossible. Elle est triste et se désespère de cette situation, dont elle ne voit pas la fin.

Malade dès le début du mariage, il y a deux ans, elle est devenue enceinte presque aussitôt mais, pendant toute la durée de la grossesse, elle a présenté des pertes purulentes assez abondantes, et elle a eu, au deuxième mois, des phénomènes de pelvi-péritonite assez graves, dont elle s'est remise cependant sans que le cours de la grossesse fût interrompu. Accouchement facile, mais mal surveillé, car il y a eu de la fièvre pendant les suites de couches. L'écoulement purulent a persisté, abondant, depuis l'accouchement, s'accompagnant parfois de pertes sanguinolentes. On a constaté une déviation de l'utérus, en arrière, et une double salpingite assez volumineuse, à contenu probablement purulent. Au bout d'une année, la situation reste la même : il n'y a pas d'amélioration, et l'on ne croit pas qu'il y ait, désormais, autre chose à faire qu'à supprimer l'utérus et les annexes, source de tout le mal.

Tels sont les renseignements donnés par la malade, spontanément ou en réponse aux questions que je lui posais, pour connaître l'origine de l'affection à propos de laquelle j'avais à donner mon avis.

A l'examen local : Pertes muco-purulentes, exceptionnellement abondantes ; Col gros, déchiré avec ectropion antérieur ; Corps de l'utérus, mou comme un chiffon mouillé, mais facile à palper cependant, en raison de l'amaigrissement et de la flaccidité de la paroi abdominale ; il est nettement augmenté de volume et en rétroversion. Partant des deux angles du

corps utérin, une double tumeur annexielle du volume d'un
œuf, de consistance kystique, sensible, un peu adhérente à
sa partie externe, mais n'immobilisant pas complètement
l'utérus, car les trompes ne sont pas adhérentes dans leurs
deux tiers internes. Epaississement et induration du cul-de-
sac de Douglas, résidu de la pelvi-péritonite constatée au
deuxième mois de la grossesse.

Ainsi donc, le diagnostic de l'affection gynécologique est
bien net : il s'agit de sub-involution et de rétroversion de
l'utérus, avec endocervicite et endométrite purulente, salpingite double sans doute à contenu purulent, et douglassite. Le
tout est causé par une infection locale, antérieure à l'accouchement, qui s'est aggravée pendant les suites de couches.
L'infection persiste encore, d'après la nature purulente des
sécrétions utérines.

Si l'état général de la malade décrit précédemment doit
être attribué à l'affection génitale et si un traitement médical
ne permet pas de modifier ni l'état des organes génitaux ni
l'état général, l'intervention chirurgicale s'impose, quelque
pénible qu'il soit de mutiler ainsi une femme de 23 ans, qui
s'attriste, à bon droit, à l'idée de perdre tout espoir d'une
nouvelle maternité. Et c'est à cette conclusion que sont arrivés les deux chirurgiens qui ont vu la malade avant moi.

Tout en prenant en sérieuse considération l'avis nettement
exprimé de ces deux maîtres, car tous deux, l'ai-je dit ? sont
des professeurs de clinique chirurgicale justement estimés de
tous et connus pour être consciencieux autant que savants, je
ne crus pas devoir me borner à vérifier leur examen local, et,
frappé par l'allure névropathique de la malade, me rappelant,
d'autre part, avoir, maintes fois, constaté cette consistance de
chiffon mouillé aux utérus des neurasthéniques, sachant
enfin que l'entérite glaireuse est fréquente chez les neurasthéniques et s'accompagne parfois d'amaigrissement très prononcé, en dehors de toute affection gynécologique, je recher-
chai si la neurasthénie ne jouerait pas un rôle plus ou moins
important dans ce cas.

Reprenant alors l'interrogatoire de la malade, j'appris qu'elle était née d'un père très âgé, qu'elle avait été souffreteuse pendant son enfance, enfin que, depuis son accouchement, elle s'était fatiguée outre mesure à soigner son enfant jour et nuit, et qu'elle avait subi des secousses morales très vives, ayant pensé perdre cet enfant à plusieurs reprises, ayant eu des chagrins multiples, etc.,. si bien que l'état de dépression physique, et morale s'était notablement aggravé depuis lors.

Et complétant l'examen pelvien par un examen général, je constatai une hypotension artérielle notable : 8 cent. de Hg., un abaissement de la limite inférieure de l'estomac à quatre travers de doigt au-dessous de l'ombilic ; l'estomac est clapotant, quatre heures après le repas ; de l'entéroptose manifeste, etc. Le diagnostic : Neurasthénie se justifiait, et il y avait lieu, désormais, de se demander si la plupart des phénomènes généraux qui inquiétaient la malade et ceux qui la soignaient ne relevaient pas autant de la neurasthénie que des légions génitales. Bien plus, il devenait légitime de penser que l'état d'épuisement, d'hypo-vitalité du sujet, entretenait, aggravait et rendait chroniques les lésions pelviennes, d'ailleurs trop abandonnées à elles-mêmes et insuffisamment traitées, à mon avis, car ce n'était guère dans un cas comme celui-ci qu'on pouvait compter sur les seules forces de la nature pour réparer les désordres locaux.

Je crus donc, d'après l'expérience que j'avais acquise en traitant nombre de cas analogues, pouvoir rassurer la malade et lui promettre la guérison à peu près certaine sans intervention chirurgicale, à la condition qu'elle voulût bien se soumettre à un traitement complexe et prolongé, que je lui expliquai en détail, mais qu'il me suffira de résumer ici :

Règlement de vie : durée du séjour au lit pendant la nuit ; siestes à faire dans la journée, d'abord fréquentes et coupées par une très courte promenade à pied, puis réduites progressivement à deux siestes seulement par jour, d'une demi-heure chacune, avant les deux principaux repas.

Contre l'entérite et l'entéroptose : régime alimentaire approprié ; médication eupeptique ; lavage quotidien du gros intestin avec un litre d'eau bouillie très chaude ; sangle de Glénard.

Au point de vue gynécologique : injections vaginales, matin et soir, de dix litres d'eau bouillie très chaude, additionnée de permanganate de potasse dans les deux derniers litres ; pommade à l'ichthyol au-dessus des deux aines, pendant la nuit.

La malade fait ce traitement pendant quinze jours, puis les règles surviennent et, dès que les époques sont terminées, elle rentre à Paris et nous pouvons commencer le traitement direct.

Elle vient à ma consultation et nous faisons, chaque fois : 1° Un massage de l'estomac, de l'intestin grêle, puis successivement, de l'S iliaque, du côlon transverse et du côlon ascendant, pour finir par la région cæcale ; 2° le nettoyage de la vulve et du vagin à l'eau oxygénée, la reposition de l'utérus, des pressions circulaires sur la face postérieure de l'utérus replacé, un massage très léger des annexes, puis des applications intra-utérines de résorcine faites de manière à dilater le canal cervical, enfin une columnisation des culs-de-sac tantôt avec des tampons saupoudrés de bismuth, tantôt avec des tampons glycéro-boriqués.

A la fin de chaque séance, je constate que la tension artérielle s'est élevée assez notablement pour qu'il ne soit pas utile de recourir au sérum artificiel ; le massage doux et prolongé de l'abdomen et de l'utérus a, en effet, une action très nette sur la pression sanguine, comme il est facile de le constater. Chez cette malade, il s'est montré capable d'augmenter de 3 cent. de Hg, en moyenne, la tension artérielle, la ramenant ainsi à son chiffre normal ou à peu près.

Vers la quinzième séance, la modification de la santé générale est telle que la malade peut reprendre ses occupations habituelles. Elle dort bien, d'un sommeil réparateur. Elle a un appétit normal et ne souffre plus de ballonnements après le repas. Les selles sont régulières et ne s'accompagnent plus d'expulsions de glaires ni de fausses membranes muqueuses. La nutrition est meilleure, puisque l'amaigrissement progressif a cessé. A ce moment, on peut constater une amélioration très notable de l'état local : les sécrétions purulentes ont diminué beaucoup, sans cesser encore toutefois ; l'utérus, devenu plus ferme, reste en antéversion d'un jour sur l'autre ; les trompes sont réduites à un cordon de l'épaisseur du petit doigt ; les ovaires ne sont plus adhérents.

Les règles surviennent alors et se passent normalement.

Quinze séances sont faites, le mois suivant, le massage de l'abdomen étant toujours associé au traitement gynécologique. A la suite de cette nouvelle série de soins, l'utérus a repris sa consistance normale et reste en antéversion ; son volume a notablement diminué ; ses sécrétions sont presque taries et le peu de leucorrhée qui existe est incolore ; les trompes et les ovaires ne sont plus augmentés de volume, ils sont souples et mobiles, tout danger est donc écarté de ce côté. Quant à l'état général, il est presque complètement satisfaisant ; les forces sont revenues, l'appétit est vif, les digestions faciles, le sommeil parfait ; l'état mental est bon ; la malade a visiblement engraissé.

Ici s'arrêtait l'observation, en janvier 1903, lorsque je la publiai dans la *Revue des maladies de la nutrition*. Je puis, aujourd'hui, la compléter en disant qu'après deux autres mois de traitement, la malade était définitivement guérie. J'ai pu constater, en 1905, que non seulement il n'y avait eu aucune rédidive du pyo-salpinx mais que la rétroversion elle-même, ce dont je n'aurais pas osé me porter garant, ne s'était pas reproduite.

D'après les détails qui précèdent, j'espère que le lecteur est convaincu, comme moi, que, chez cette malade :

1° Neurasthénie et lésions génitales ont évolué parallèlement, la première ayant pour cause un surmenage physique et moral, les secondes se rattachant nettement à une infection locale ;

2° La neurasthénie influençait les lésions génitales en les rendant chroniques, car la réparation de ces lésions utéro-annexielles ne pouvait se faire tant que l'état général était si mauvais ;

3° L'amélioration rapide obtenue par un traitement visant en même temps la neurasthénie et les lésions locales, prouve bien qu'on avait fait une erreur d'interprétation, en ne voyant, dans ce cas, qu'une double pyosalpingite, avec retentissement sur l'état général. La castration proposée n'aurait pas guéri la malade, car elle l'eût, tout au moins, laissée neurasthénique comme auparavant.

Des faits semblables à celui-ci, par leur allure clinique, avec, comme point de départ des lésions génitales, soit une infection gonococcique, soit une infection puerpérale, avec, comme complication, une neurasthénie par surmenage physique ou par choc moral, sont loin d'être aussi exceptionnels qu'on ne serait tenté de le supposer, si, (oubliant la fréquence de la neurasthénie ou négligeant d'en rechercher les stigmates, on rapportait le mauvais état général des malades uniquement aux lésions annexielles. J'en pourrais citer bien des exemples. L'erreur de pronostic est fatale, si l'on n'a pas l'attention attirée sur ce point, et l'erreur de thérapeutique est la conséquence obligée d'une interprétation incomplète de la maladie. Des salpingites curables par des moyens simples, dans la très grande majorité des cas, prennent l'allure de lésions graves pour lesquelles l'ablation des organes semble la seule ressource, et l'opération est faite dans des conditions médiocres, en raison du mauvais état général des malades et de leur faible résistance physique, sans parler de leur hérédité névropathique souvent douteuse. Il est, je crois, inutile d'insister.

Mais, qu'on ne s'y méprenne pas ; s'il est nécessaire, dans les cas que nous étudions, de diagnostiquer et de combattre la neurasthénie, nous ne devons pas oublier, non plus, que nous avons à lutter contre des lésions génitales réelles, plus ou moins anciennes, plus ou moins graves, et que nous ne sommes pas ici en présence de fausses utérines.

L'infection de l'appareil utéro-ovarien, les souffrances qu'elle provoque, les inquiétudes morales qu'elle crée, les troubles divers qu'elle apporte à la vie de famille et à la vie mondaine, tout cela n'est pas sans réagir, à son tour, sur la neurasthénie, dans un sens défavorable.

Il serait donc fâcheux de rester inactif, au point de vue gynécologique, et le traitement local doit être, tout en restant dans les limites de la thérapeutique conservatrice, aussi complet et aussi énergique que possible, *en tenant compte de la résistance de la malade.* On peut dire que chaque séance de traitement a été bonne si la malade souffre moins, si elle est plus alerte, si elle éprouve une sensation de moindre fatigue qu'en entrant dans le cabinet de consultation. Mieux encore, mesurez la *tension arté-rielle,* au moyen d'un sphygmomètre quelconque, au commencement et à la fin de chaque visite : si la pression sanguine est restée stationnaire, le traitement local n'aura aucune influence immédiate sur l'état général ; si la pression a baissé, c'est que les manœuvres locales ont dépassé le but, et la malade sera fatiguée, pour quelques heures tout au moins ; mais si la pression s'est élevée, alors qu'il y avait hypotension, vous pouvez être satisfait, car le résultat sera bon, au point de vue local comme au point de vue général. Je crois utile de donner, de suite, ce critérium, car, parmi les neurasthéniques, il en est qui s'observent mal, si toutes s'observent beaucoup ; il en est aussi un très grand nombre que tout moyen thérapeutique, même prudemment mis en œuvre, effraie plus ou moins, au début du traitement surtout, et c'est une chose vraiment précieuse de pouvoir se rendre compte, par soi-même, de la réalité des effets obtenus.

Ces remarques s'appliquent surtout à la force et à la durée des massages de l'estomac et de l'intestin, très utiles à ces ptosiques, à ces atoniques de l'appareil digestif, et non moins justement au *massage* de l'utérus et des annexes, au massage des ligaments suspenseurs de l'utérus, dont l'indication est formelle dans les cas que nous envisageons pour décongestionner les organes atteints, pour réveiller leur vitalité amoindrie, pour calmer leur sensibilité, pour les replacer dans leur position normale et les y maintenir, pour enfin faire résorber les adhérences anciennes ou les empêcher de se constituer. Nous ne pouvons pas fixer, par des chiffres, la force avec laquelle doivent être faites les pressions sur les organes soumis au massage ; nous ne pouvons guère, non plus, préciser pendant combien de minutes chaque massage doit durer ; tout cela varie d'un médecin à l'autre, puisque jamais deux médecins ne font exactement le même massage ; tout cela varie également d'une malade à l'autre, suivant le degré de la sensibilité, suivant l'état des lésions, suivant l'état des forces, et, chez une même malade, suivant les périodes de l'affection traitée. C'est pourquoi la mensuration de la pression artérielle se montre comme le guide le plus sûr que l'on puisse suivre en pareil cas.

Ce n'est pas le lieu de donner ici la technique du massage gynécologique, que j'ai décrite, en détail, dans un précédent travail [1] et qui dépasserait les limites qui me sont assignées dans cet article. Je ne ferai, de même, que rappeler l'utilité des grandes irrigations vaginales chaudes, des lavements chauds, des pommades calmantes et résolutives, de la columisation des culs-de-sac, la nécessité d'une thérapeutique intra-utérine active (dilatations progressives, répétées, pour assurer le drainage, applications désinfectantes et modificatrices pour combattre les lésions d'endocervicite et d'endométrite). Aucune des ressources nombreuses que met à notre disposition la gynécologie conservatrice ne doit être négligée ; et si l'on sait les employer aseptiquement, à leur heure, avec persévérance, on viendra à bout de lésions locales qui semblaient justiciables d'une intervention chirurgicale.

Nous verrons, plus en détail, à la fin de cet ouvrage, les moyens propres à combattre la neurasthénie. Qu'il me suffise d'énumérer, dès maintenant, les principaux d'entre eux, qui sont : l'hygiène morale, le règlement minutieux des heures de repos, pendant la nuit et pendant le jour, l'entraînement progressif à la marche, au grand air, et au travail intellectuel, l'hygiène alimentaire, les petits soins à donner à l'appareil digestif, le relèvement de la tension artérielle par les agents physiques bien plutôt que par les médicaments chimiques.

Rappelons encore la contre-indication de la morphine, chez les neurasthéniques atteintes d'une affection chronique de l'appareil utéro-ovarien et n'oublions jamais que ce sont des femmes éminemment prédisposées à la morphinomanie, comme je le disais, dès 1893, à propos du traitement des grandes névralgies pelviennes.

---

[1] JULES BATUAUD. — Technique thérapeutique des maladies des femmes. *Revue des Maladies des femmes,* 1895, 1896 et 1897 (en collaboration avec le Dr J. Chéron).

Enfin, je crois nécessaire d'appeler l'attention sur ce fait peu connu que le *repos absolu au lit*, dont quelques neurasthéniques génitales sont fortement tentées d'abuser, car c'est un merveilleux *calmant* des douleurs pelviennes, et que les médecins eux-mêmes conseillent trop souvent sans indication nette, constitue un véritable *danger* chez les malades dont nous nous occupons. Autant ce repos est nécessaire en cas de poussées aiguës ou sub-aiguës, autant il est néfaste dans les cas chroniques. Nous venons de voir que c'était un calmant, eh! bien! il y a des neurasthéniques génitales qui en prennent facilement l'habitude, chez qui cette habitude devient peu à peu un besoin, si bien qu'on pourrait dire qu'elles ont la manie du repos au lit, comme d'autres ont la manie du chloral ou de la morphine (elles cumulent du reste quelquefois), et la guérison de cette *clinomanie* (de κλινη, lit) est presque aussi difficile que celle de la morphinomanie. Nous aurons l'occasion d'en parler plus longuement dans un autre chapitre.

DEUXIÈME PARTIE

INFLUENCE DE LA NEURASTHÉNIE SUR L'APPAREIL UTÉRO-OVARIEN

CHAPITRE PREMIER

TROUBLES DE STATIQUE UTÉRINE D'ORIGINE NEURASTHÉNIQUE

1° GÉNÉRALITÉS. — 2° INSTABILITÉ UTÉRINE. — 3° AFFAISSEMENT PAR RELACHEMENT DRS LIGAMENTS LARGES

SOMMAIRE. — Les diverses influences de la neurasthénie sur l'appareil utéro-ovarien, en dehors de toute origine infectieuse des lésions locales.

a) Troubles de statique utérine d'origine neurasthénique.

1° Généralités.

La position normale de l'utérus. — Sa mobilité physiologique ; l'hystéropexie est une opération irrationnelle. — Sa position, la vessie étant vide.

Le rôle de l'appareil suspenseur de l'utérus. — Cet appareil est constitué par des ligaments riches en fibres lisses. — La prédilection de la neurasthénie pour les appareils à fibres lisses. — Le relâchement de tout l'appareil suspenseur fait l'instabilité utérine ; celui des ligaments larges crée l'utéroptose de Chéron ou affaissement en antéversion ; celui des ligaments utéro-sacrés détermine les rétrodéviations neurasthéniques.

Existe-t-il un prolapsus neurasthénique ? — Pour nous, les grandes ptosiques sont des blessées plutôt que des neurasthéniques.

2° Etude de l'instabilité neurasthénique.

Comment on la constate cliniquement. — Les coïncidences morbides de l'instabilité.

Les symptômes neurasthéniques les plus fréquents, dans l'instabilité utérine et les moyens thérapeutiques à leur opposer.

La gymnastique des abducteurs et des adducteurs, son utilité et sa technique.

Le traitement local des complications locales.

Le traitement spécial de l'atonie utérine et de l'atonie des ligaments suspenseurs.

Technique du massage gynécologique, dans l'instabilité. — Le massage de l'utérus et des ligaments larges ; l'étirement des ligaments utéro-sacrés.

Le pessaire de Hodge à épaulement latéral (Batuaud) comme traitement palliatif.

Pronostic de l'instabilité utérine.

3° Etude de l'affaissement neurasthénique.

Démonstration de l'action physiologique des ligaments larges.

Définition de l'utéroptose de Chéron.

Pourquoi il y a intérêt à dénommer cet état : affaissement neurasthénique, les mots abaissement et utéroptose prêtant à l'amphibologie.

Symptômes de l'affaissement neurasthénique et son pronostic.

Son traitement et celui de la parésie du col de la vessie qui l'accompagne fréquemment.

Le pessaire de Dumontpallier, comme traitement palliatif.

Une infection franche de l'appareil utéro-ovarien survient-elle chez une femme neurasthénique, et cela qu'il s'agisse d'une infection puerpérale ou d'une infection gonococcique, l'allure clinique de l'affection génitale apparaît toute spéciale à qui a su dépister l'existence de l'épuisement nerveux, à qui sait reconnaître le rôle considérable rempli par la neurasthénie dans l'ensemble des troubles morbides. Les ressources multiples que met à notre disposition la gynécologie conservatrice, si l'on veut les utiliser avec sagacité, permettent d'obtenir des résultats vraiment très satisfaisants, quand on prend soin d'associer au traitement gynécologique, le traitement méthodique de la neurasthénie concomitante.

Voilà ce que nous avons vu, dans le chapitre précédent. La neurasthénie et l'affection génitale coexistaient, ayant chacune leur origine propre. Dans les chapitres qui vont suivre, nous allons étudier l'influence directe de la neurasthénie sur l'appareil utéro-ovarien, en dehors de toute origine infectieuse locale, surajoutée à l'influence propre de l'épuisement nerveux.

Cette influence peut se traduire, suivant les sujets, *a*) par des troubles de statique utérine ; *b*) par des phénomènes douloureux hors de proportion avec la gravité des lésions locales (grandes névralgies pelviennes) ; *c*) par des troubles circulatoires et trophiques, que nous étudierons successivement.

a) Troubles de statique utérine d'origine neurasthénique.

1° **Généralités.**

A l'état physiologique, *l'utérus est essentiellement mobile*, de façon à pouvoir s'incliner plus ou moins, en avant ou en arrière, suivant les alternatives de plénitude ou de vacuité de la vessie et du rectum, entre lesquels il est placé, dans la cavité pelvienne.

Pendant la grossesse, cette faculté de mobilité doit être encore plus marquée, car il faut, pour que la grossesse évolue sans encombre, que l'utérus puisse augmenter de volume progressivement, s'élever dans la cavité abdominale sans rencontrer d'obstacle et y poursuivre son développement normal.

Si les chirurgiens qui ont proposé et exécuté la plupart

des procédés de fixation artificielle et solide de l'utérus à la paroi abdominale (*hystéropexie, ventro-fixation,* etc.), avaient réfléchi, un instant, à cette loi fondamentale : l'utérus est, normalement, essentiellement mobile, ils auraient évité les accidents de dystocie, de fausse couche, si fréquents après l'hystéropexie. Les accidents sont parfois si graves que cette opération irrationnelle est condamnée désormais et irrévocablement pour tous ceux qui ont quelque souci de l'avenir de leurs opérées. J'ai été l'un des premiers à la combattre, dès l'année 1892 [1], alors qu'elle était encore en pleine vogue.

Mais, bien qu'essentiellement mobile, l'utérus a cependant une position déterminée, une position stable dans le bassin, *la vessie étant vide.* Dans ces conditions, comme l'ont établi les remarquables travaux de Schultze (d'Iéna) [2], l'utérus est en antéversion, c'est-à-dire presque horizontal, lorsque la femme est debout, presque vertical, par conséquent, lorsque la femme est dans la position dite de l'examen au spéculum. En d'autres termes, la face antérieure de l'utérus repose sur la face postérieure de la symphyse pubienne et c'est uniquement sur la face postérieure de l'utérus que portent les efforts de la pression abdominale. Vous voyez immédiatement les conséquences de cette position et vous comprenez que le prolapsus de l'utérus est impossible, malgré les plus gros efforts augmentant au maximum l'effet de la pression abdominale, tant que les ligaments utéro-sacrés seront suffisants à leur tâche. Or, cette position d'antéversion est celle qu'occupe

---

[1] JULES BATUAUD. — *Sur un cas d'hystéropexie abdominale pour rétroversion utérine,* Soc. méd. de l'Elysée et Revue des maladies des femmes, avril 1892.

[2] SCHULTZE. — *Traité des déviations utérines.* Traduction française de Herttogg, Paris, Doin, 1881.

l'utérus pendant la plus grande partie de la journée ; les choses sont donc bien ainsi.

Cette position normale de l'utérus est assurée par un appareil suspenseur, riche en fibres musculaires lisses, véritable expansion de la musculature utérine. Si l'on veut bien se rappeler la prédilection de la neurasthénie pour les appareils musculaires à fibres lisses, origine de la dilatation neurasthénique de l'estomac et des ptoses viscérales neurasthéniques, on ne sera pas étonné qu'elle puisse se localiser sur l'appareil suspenseur de l'utérus. Rappelons, en effet, que souvent la dilatation de l'estomac et l'entéroptose précèdent, chez les neurasthéniques, l'affaiblissement des muscles à fibres striées, l'amyosthénie des membres inférieurs, par exemple.

Il n'est donc pas surprenant que la neurasthénie puisse se manifester soit par l'atonie et le relâchement de tout l'appareil suspenseur (d'où *l'instabilité utérine neurasthénique*), soit par le relâchement des ligaments larges (d'où *l'affaissement en antéversion*), soit par le relâchement des ligaments utéro-sacrés (d'où les *rétrodéviations neurasthéniques*). Tels sont, en effet, les troubles de statique utérine que, d'après l'observation clinique, on peut, me semble-t-il, légitimement rattacher à l'épuisement nerveux. Je n'ai pas parlé des ligaments ronds parce que, jusqu'ici, il ne m'a pas semblé évident qu'ils pussent être influencés par la neurasthénie. Il est malheureusement évident que les ligaments ronds sont incapables, à l'état physiologique, de suppléer au relâchement des ligaments utéro-sacrés, dont l'action est infiniment plus puissante et plus énergique. En effet, ce sont les ligaments utéro-sacrés surtout qui s'opposent victorieusement à la position stable de l'utérus en arrière (rétrodéviation), mais encore ils sont —

et Courty [1] avait déjà noté le fait — le principal obstacle à la production du prolapsus, de la chute de matrice, tant qu'ils ne sont pas presque complètement détruits.

Y a-t-il un prolapsus utérin uniquement dû à la neurasthénie ?

La neurasthénie, à elle seule, ne détruit pas les ligaments suspenseurs et elle respecte leur intégrité anatomique, tout en amoindrissant fortement, il est vrai, leur activité physiologique. C'est pourquoi je ne crois pas, pour ma part, à un véritable *prolapsus neurasthénique*. M. Pichevin [2] nous parle bien de certains prolapsus très graves, presque au-dessus des ressources de la chirurgie, dans lesquels « l'insuffisance du périnée est sous la dépendance d'un état général d'ordre névropathique. La chute du vagin et de la matrice n'est, dit-il, qu'une manifestation d'un complexus dont la cause doit être cherchée dans l'état nerveux et qui ne peut guère être combattue d'une façon efficace ».

A mon avis, chez ces malades que nous avons tous eu l'occasion d'observer à l'hôpital ou dans nos cliniques, car il s'agit toujours de femmes appartenant aux classes laborieuses, on doit incriminer les nombreux accouchements non surveillés qui ont rompu la sangle abdominale, causé souvent de l'éventration, qui ont déchiré largement les ligaments utéro-sacrés, qui ont laissé le vagin béant et atone. *Ces grandes ptosiques sont, en un mot, des blessées, plutôt que des neurasthéniques.*

---

[1] Courty. — *Traité pratique des maladies de l'utérus*, 3ᵉ édition, Paris, Asselin, 1881, p. 594.

[2] Pichevin. — *Prolapsus utérin*, Semaine gynécologique, 1903, p. 25

2º Instabilité utérine neurasthénique.

Est-il nécessaire de définir l'instabilité utérine ? Il s'agit de malades dont l'utérus généralement d'une consistance très amoindrie, de cette consistance de chiffon mouillé révélatrice de l'atonie neurasthénique dont nous avons déjà parlé, d'un volume variable suivant qu'il y a ou non de la subinvolution (car l'instabilité utérine s'observe également chez les nullipares et chez les multipares), n'est jamais, à deux examens très rapprochés l'un de l'autre, dans la même position. Le lundi, vous avez constaté de la rétroversion ; le mercredi, vous trouvez une latéroversion gauche ; le vendredi, vous êtes en face d'une antéversion, à moins que la rétroversion ne se soit reproduite.

Les malaises éprouvés par ces malades sont, également, variables d'un jour à l'autre : tantôt ce sont les pressions sur le rectum et les douleurs lombo-sacrées qui prédominent ; d'autres fois, c'est le tiraillement au-dessus des aines, un jour, surtout à droite, le lendemain, surtout à gauche. Dans tous les cas, la marche est pénible et fatigante, la station debout, à peine tolérable. Parfois, le décubitus horizontal sur le dos produit un soulagement marqué, alors que, le lendemain, cette position sera impossible à garder et qu'il faudra, pour obtenir du calme, se coucher sur un des côtés ou même sur le ventre.

Il va sans dire que ces utérus instables peuvent être atteints de lésions inflammatoires telles que l'endocervicite ou l'endométrite qui ajoutent leurs systèmes propres à ceux que je viens de décrire et qui étaient sous la dépendance directe de l'instabilité. Mais jamais, dans ces cas, et le fait est important à constater, on ne rencontre des lésions annexielles importantes pas plus qu'on n'observe de paramétrite des ligaments larges ou de paramétrite postérieure. Et c'est bien ce qui, grâce au relâchement de tout l'appareil suspenseur de l'utérus, permet cette mobilité excessive de la matrice. Néanmoins et quoi qu'on en ait dit, cet état est pénible et douloureux pour les malades et n'existe pas sans retentissement fâcheux sur l'état nerveux. Il convient donc d'y porter remède. Comment ?

Il faut d'abord, et avant tout, se préoccuper de l'état général de la malade. Il s'agit toujours, dans ces cas, de neurasthénie franche, souvent même de neurasthénie sérieuse, avec la sensation de fatigue continuelle qui la caractérise, hypotension artérielle très marquée, amyosthénie, troubles du sommeil, plaque cervicale, perte de la mémoire, etc. Les ptoses viscérales multiples s'associent à l'instabilité pelvienne. Tout cela doit être traité, avec patience et avec ingéniosité, par les moyens généraux auxquels nous avons déjà fait allusion : sangle de Glénard, règlement de vie, régime alimentaire, emploi du sérum artificiel, hydrothérapie, massages de l'estomac et de l'intestin.

Après avoir indiqué la nécessité du traitement de la neurasthénie, nous devons, sans insister davantage, décrire en détail le traitement direct de l'instabilité utérine.

J'indique, dès le début, ce que, dans la méthode de Thure Brandt, on appelle la *gymnastique des abducteurs et des adducteurs*. C'est une manœuvre facile à faire, sans perte de temps, et dont l'utilité est réelle dans tous les cas d'atonie des ligaments suspenseurs de l'utérus. Voici en quoi elle consiste : la malade est étendue horizontalement sur le dos, les cuisses fléchies sur le ventre, les jambes fléchies à angle droit sur les cuisses, les deux pieds rapprochés. Au moment de l'exercice, elle se soulève, de façon à n'être appuyée que sur les pieds et sur la nuque ; alors, pendant que la malade est dans cette position, on écarte doucement, progressivement, ses genoux primitivement rapprochés, pendant qu'elle résiste à l'écartement. Ce mouvement, avec résistance, est renouvelé trois fois. Puis, toujours dans la même position, les genoux étant écartés, on les rapproche pendant que la malade résiste au rapprochement. Ce mouvement est fait trois fois de suite, comme le mouvement inverse.

Au début, si la malade y met beaucoup d'amour-propre et de bonne volonté, il convient de modérer son ardeur et lui demander de ne pas épuiser toute sa force de résistance, sans quoi ces manœuvres, pourtant bien courtes, suffiraient à lui donner de la courbature. Cette gymnastique est répétée deux fois par jour et, bien entendu, il suffit de la montrer à une personne de l'entourage de la malade qui fait cette partie du traitement sans l'assistance du médecin.

Le traitement local proprement dit comprend : 1° Les grandes injections vaginales de 10 litres d'eau bouillie chaude (48°) si utiles pour tonifier ces tissus affaiblis et pour les décongestionner, car la congestion pelvienne est toujours en jeu, en pareil cas ; 2° le traitement des complications d'endocervicite et d'endométrite, s'il y a lieu et que je ne ferai que signaler comme indication à remplir ; 3° le traitement de l'atonie utérine et de l'atonie des ligaments suspenseurs.

C'est sur cette dernière partie du traitement qu'il est nécessaire de donner quelques détails, car il s'agit de méthodes thérapeutiques encore peu ou insuffisamment décrites. Voici donc la technique telle que je puis la conseiller, l'expérience m'ayant prouvé qu'elle permet assez rapidement de restituer à l'utérus et à ses ligaments la vitalité qui leur fait défaut.

Massage de l'utérus. — Deux doigts de la main gauche introduits dans le vagin, on commence par ramener bi-manuellement l'utérus en position normale, ce qui ne présente aucune difficulté, dans ce cas. L'utérus étant très mobile se laisse, en effet, facilement ramener sur la ligne médiane, en antéversion physiologique. Les doigts de la main gauche maintenant le col soulevé, la paume de la main droite exerce, à travers la paroi abdominale déprimée, des pressions circulaires lentes et soutenues, sur la face postérieure de l'utérus qui est ainsi comprimé sur la face postérieure de la symphyse pubienne. Ces pressions circulaires, qui ne sont nullement douloureuses, sont continuées pendant 4 à 6 minutes jusqu'à ce que l'utérus soit devenu ferme et rigide sous la main qui le masse. Ces chiffres ne sont que des moyennes, à modifier dans chaque cas, suivant l'état de la tension artérielle (Voir, dans le chapitre précédent, page 24).

Je procède alors à l'*étirement des ligaments utéro-sacrés*, à leur mise en tension que j'obtiens par la manœuvre suivante : les deux doigts placés dans le vagin soulèvent fortement l'utérus vers la paroi abdominale, en le saisissant de chaque côté de l'isthme ; la main externe, déprimant la paroi abdominale, de façon à venir presque en contact avec les doigts vaginaux, saisit la face postérieure de l'utérus et, alors, dans un mouvement combiné, les deux mains amènent, en haut et en avant, l'utérus tout entier, de façon à tendre plus ou moins les ligaments utéro-sacrés. Pendant ce mouvement, la malade éprouve une sensation de tiraillement, très supportable, du côté du sacrum et, avec les deux doigts placés dans le vagin, on sent très nettement les deux cordes tendues formées par les ligaments utéro-sacrés ainsi étirés. Cette manœuvre est répétée de six à dix fois seulement à chaque séance, ce qui est très suffisant pour produire une modification rapidement appréciable dans la tonicité des ligaments rétracteurs de l'utérus. J'ai imaginé ce procédé pour remplacer le procédé dit d'élévation de Thure Brandt que je ne décrirai pas ici, car il nécessite la collaboration de deux médecins, ce qui le rend inapplicable dans la pratique.

Enfin, pour *tonifier les ligaments larges,* il n'y a qu'à faire, pendant deux ou trois minutes, sur chaque ligament toujours soutenu par deux doigts placés dans le cul-de-sac latéral correspondant, des pressions circulaires avec la main externe déprimant la paroi abdominale au-dessus de l'arcade de Fallope correspondante.

Une bonne columnisation des culs-de-sac du vagin termine la séance ; elle a pour résultat de maintenir les organes dans la position où les a placés la reposition bimanuelle ; elle entoure la portion vaginale du col d'une sorte de coussinet élastique, ce qui facilite singulièrement la marche et la station debout ; elle empêche toute courbature après le massage.

Les séances sont répétées tous les jours ou tous les deux jours, sans interrompre la vie ordinaire de la malade, car j'insiste encore une fois sur ce point : ce sont des malades qui doivent marcher, aller et venir, qui peuvent faire de la bicyclette si elles aiment cet exercice, à la condition de ne jamais arriver à la fatigue, mais qu'il ne faut sous aucun prétexte immobiliser complètement, car rien ne leur serait plus funeste. Du reste, à mesure que les ligaments reprennent leur tonicité ainsi que le muscle utérin lui-même, la marche, puis la station debout, puis enfin les promenades en voiture deviennent agréables pour les malades, au lieu d'être pour elles une cause de fatigue et de douleur.

Tel est le *traitement rationnel et curatif* de l'instabilité utérine. Il peut arriver que, par suite de circonstances particulières, ce traitement soit inapplicable, la malade n'ayant que quelques jours libres et ne pouvant pas faire le nombre de séances nécessaires. Existe-t-il, alors, comme pis-aller, un *traitement palliatif?* Je vais en indiquer un, presque à regret, car on sera peut-être trop tenté d'y recourir et de s'en déclarer satisfait, ce qui serait fâcheux, puisqu'une guérison radicale est non seulement possible, mais encore facile à obtenir. Le traitement général ayant été institué, comme je l'ai dit précédemment, les lésions inflammatoires étant supposées guéries, on remet l'utérus en position normale et on place un de ces pessaires de Hodge à épaulement latéral [1] que j'ai précisément imaginés pour les cas dans lesquels l'utérus instable se mettait en latéro-version gauche après réduction de la rétroversion. Mais il faut considérer ce port du pessaire uniquement comme un moyen de sédation des douleurs, en attendant la possibilité de soumettre la malade au traitement curatif complet.

Le *pronostic* de l'instabilité utérine est, d'après ce qui précède, un pronostic favorable, puisque nous sommes actuellement bien armés pour combattre la neurasthénie causale et que les ressources modernes de la gynécologie conservatrice nous permettent de lutter victorieusement contre ces atonies de l'utérus et de ses ligaments qu'on ne

---

[1] JULES BATUAUD. — Sur une modification au pessaire de Hodge dans les rétroversions compliquées de latéro-versions. Comm. à la Soc. méd. de l'Elysée, nov. 1897. *Revue des Maladies des femmes,* déc. 1897.

savait, il n'y a pas très longtemps, que diagnostiquer et non guérir. Il va de soi que ces cas ne donnent lieu à aucune indication opératoire et qu'il serait vraiment abusif, maintenant que ces faits seront bien connus et rattachés à leur véritable cause, d'essayer de les traiter par une des nombreuses variétés de ventrofixations dont, comme nous l'avons vu précédemment, les dangers ne sont que trop bien constatés. N'oublions pas qu'il s'agit ici, presque toujours, de malades jeunes, en pleine période d'activité sexuelle, dont les organes sont peu altérés, qui sont susceptibles d'avoir des grossesses et chez qui, par conséquent, toute fixation artificielle ou chirurgicale de l'utérus est formellement interdite.

3° **Affaissement par relâchement des ligaments larges.**

Ce trouble de statique a été décrit, comme je l'ai déjà dit, par J. Chéron [1] dans trois communications successives où il a surtout envisagé la question dans ses rapports avec les ptoses viscérales et au point de vue thérapeutique, supposant admis d'avance qu'il était bien évidemment causé par le relâchement des ligaments larges.

Ses descriptions ne semblant pas avoir été comprises, je vais essayer de les reprendre sous une autre forme et,

---

[1] JULES CHÉRON. — 1° *Relâchement des ligaments larges et dilatation de l'estomac chez les neurasthéniques (Neurasthénie utéro-gastrique).* Congrès de Besançon, 1893. — 2° *Ptoses viscérales (entéroptose, dilatation de l'estomac et abaissement de l'utérus sans prolapsus). Traitement par le massage abdominal dans le décubitus renversé.* Congrès de Caen, 1894. — 3° *De l'importance du traitement des ptoses viscérales avant ou après toute intervention chirurgicale, chez les malades atteints d'affections utérines.* — Congrès de gynécologie de Bordeaux, 1895.

tout d'abord, tenter de bien expliquer ce que je crois être le mode d'action des ligaments larges, clef de la question.

Par rapport à la statique utérine, dont nous avons uniquement à nous préoccuper, l'action physiologique des ligaments larges est, tout d'abord, de maintenir l'utérus sur la ligne médiane, d'où les latéro-positions qu'on observe quand un de ces ligaments est rétracté à la suite de paramétrite puerpérale. Mais, en outre, ils tendent à rapprocher le fond de l'utérus de la paroi abdominale et, par conséquent, à éloigner le col de la paroi inférieure du vagin. En somme, ils maintiennent la matrice dans la partie antérieure du bassin, le corps caché derrière la symphyse pubienne, le col à un bon centimètre au-dessus du plancher vaginal.

Le premier mode d'action des ligaments larges est tellement évident qu'il n'y a pas à insister ; mais c'est le second mode d'action qui n'a pas encore été décrit et qui nous intéresse le plus, en ce moment. Une démonstration un peu grossière sans doute que je me permets volontiers devant les auditeurs de ma clinique, le fait bien comprendre.

Prenons un tablier d'hôpital et ne considérons que la poche de ce tablier et les deux bandes de tissus qui sont à droite et à gauche de cette poche. Bourrons, si vous voulez, cette poche qui représentera l'utérus alors que les deux bandes de tissu correspondront aux deux ligaments larges droit et gauche. Tendez fortement les deux côtés du tablier, ou, autrement dit, faites entrer en tension les ligaments larges et, alors, la poche, c'est-à-dire l'utérus, se relève fatalement. Cessez de tendre les bords du tablier, ce qui revient à relâcher les ligaments larges et l'utérus s'abaisse ou mieux encore s'affaisse ! Songez maintenant à la position horizontale des ligaments larges dans le bassin, la femme étant debout et l'utérus étant supposé en antiversion normale, et, par la pensée, faites-les entrer en contraction ou, au contraire, se relâcher, voyez ce qui se passe, dans l'un et l'autre cas... et vous avez compris.

Le relâchement des ligaments larges a donc pour résultat, tout en laissant l'utérus en antéversion (celle-ci est, nous l'avons dit, sous la dépendance des ligaments utéro-sacrés que nous supposons intacts) d'éloigner de la paroi abdominale le corps utérin, tandis que le col, affaissé, vient se creuser une loge dans la paroi postérieure du vagin. Si donc on touche la malade dans la position classique en France pour l'examen au spéculum, le doigt introduit horizontalement dans le vagin constate que le corps de l'utérus, déplacé vers le sacrum, se trouve directement sous le doigt explorateur, au lieu d'être, comme à l'état normal, remonté derrière la symphyse pubienne. Cela donne une sensation toute particulière d'avoir ainsi tout l'utérus sous le doigt explorateur, d'où l'expression *d'utérus en porte-manteau* qu'affectionnait J. Chéron et qui est, en effet, caractéristique, surtout quand le col est augmenté de volume par des ectropions et égale ainsi le volume du corps utérin.

Dans cette position anormale, l'utérus n'est donc pas abaissé, à proprement parler, puisque le mot abaissement est réservé, par la tradition, au premier degré du prolapsus qui suppose forcément une rétroversion. Il n'est pas exact, non plus, de parler d'utéroptose, en notre cas, puisque cet utérus en antéversion ne deviendra jamais un utérus vraiment ptosique, c'est-à-dire prolabé.

Je crois donc qu'il est de bonne philologie médicale, pour éviter toute confusion, de ne pas dénommer cet état, comme le faisait J. Chéron, soit *abaissement* (même en ajoutant *en antéversion* ou *sans prolapsus*) ni même *utéroptose*. Il faut trouver un mot nouveau pour une position non encore classiquement admise et, pour ma part, j'ai proposé, il y a longtemps déjà, d'appeler ce trouble statique : *affaissement de l'utérus par relâchement des ligaments larges*. Ainsi, toute amphibologie serait évitée, et peut-être cette position anormale si curieuse prendrait-elle, dans la nosographie gynécologique, la place à laquelle elle a droit et qui semble lui avoir été refusée jusqu'à ce jour.

Peu marqué, le relâchement des ligaments larges n'a d'importance qu'en ce qu'il peut mettre sur la voie d'une neurasthénie méconnue et appeler l'attention sur les ptoses abdominales qui l'accompagnent toujours ou dont il précède de peu l'apparition, si on laisse la neurasthénie évoluer.

Plus accentué, il représente une gêne notable pour la marche et pour la station debout ; il détermine un pollakyurie très pénible ; il incite les malades à une immobilité qui n'est pas favorable à leur santé.

Bien entendu, il s'accompagne souvent de lésions dites inflammatoires de l'utérus et des annexes que l'examen local fait reconnaître en même temps que le trouble de statique.

Le *pronostic* du relâchement des ligaments larges est très variable, suivant le degré de l'affaissement utérin, suivant l'ancienneté de cette atonie ligamentaire, suivant le plus ou moins de gravité de la neurasthénie causale.

Si le trouble de statique utérine est récent et peu accentué, il suffira de traiter la neurasthénie pour le faire disparaître. S'il est ancien et nettement prononcé, un traitement local est indispensable, et ce traitement agit d'une façon des plus favorables sur la neurasthénie elle-même.

Ce *traitement* consiste : 1° dans la gymnastique des adducteurs ; 2° dans les pressions circulaires sur la face postérieure de l'utérus et le massage des ligaments larges, dont nous avons vu tout à l'heure la technique à propos du traitement de l'instabilité utérine. Il faut y ajouter la cure directe des lésions inflammatoires concomitantes, cela va sans dire. Enfin, contre les envies fréquentes d'uriner, le massage vibratoire du col de la vessie, imaginé par Thure Brandt, donnera des résultats rapides et satisfaisants.

J. Chéron préconisait tout particulièrement, pour le relâchement des ligaments larges, de faire le massage dans le décubitus renversé, ou, autrement dit, dans la position de Trandelenburg. Je dois dire que, dans ce cas, bien que j'aie utilisé souvent cette position, surtout à ma clinique, je n'en ai jamais observé d'avantages bien précis, alors que, dans les rétrodéviations au contraire, elle facilite singulièrement le travail. J'attache beaucoup plus d'importance, pour la cure du relâchement des ligaments larges, au massage répété de l'estomac et de l'intestin ptosés, à la guérison de l'entérite, si celle-ci existe. Il est incontestable, en effet, qu'en soignant tout l'abdomen, on combat efficacement la neurasthénie, on diminue le poids des viscères abdominaux sur l'utérus. A ce dernier point de vue et, au risque de me répéter, je rappellerai les services que rend le port journalier de la sangle, pour la majorité des malades dont nous exposons, ici, l'histoire pathologique.

CHAPITRE SECOND

SUITE DES TROUBLES DE STATIQUE UTÉRINE D'ORIGINE NEURASTHÉNIQUE

4° LES RÉTRODÉVIATIONS NEURASTHÉNIQUES

Sommaire. — La préoccupation exclusive des nombreux auteurs qui
ont écrit sur les rétrodéviations, dans ces dernières années, a été
la recherche d'un bon procédé opératoire. — L'arthritisme comme
cause de rétrodéviation utérine, d'après M. Richelot, et l'utilité
que présente une discussion à ce sujet. — Pour nous, c'est la
neurasthénie, encore plus que l'arthritisme, qu'il faut incriminer,
comme cause de rétrodéviation.

Définition des rétrodéviations. — Les rétroversions et les rétroflexions.
— Les rétrodéviations simples et les rétrodéviations compliquées·
— Les rétrodéviations faussement adhérentes. — Insuffisance de
cette classification.

Pathogénie des rétrodéviations. — Si c'est l'infection qui fixe les
utérus déviés en arrière, c'est le relâchement des ligaments utéro-
sacrés qui cause les rétrodéviations. — Les causes prédisposantes,
en dehors de la neurasthénie. — Les quatre grands arguments qui
démontrent l'erreur dans laquelle sont tombés les auteurs attribuant un rôle important au périnée, dans la production des rétrodéviations.

Rétrodéviations des nullipares. — Fréquence des rétrodéviations,
chez les femmes qui n'ont jamais eu de grossesse. Cette fréquence augmente parallèlement à celle de la neurasthénie. —
L'attitude des neurasthéniques atteintes d'une déviation de l'utérus
en arrière. — L'examen de leur état général et la description de

leur état local. — Comment sont les annexes, suivant les cas. —
Les principales associations morbides qui peuvent se présenter,
en clinique. — Description des adhérences de l'utérus dévié en
arrière.
Symptômes des rétrodéviations. — Leur importance, en dehors de
toute complication locale.
Pronostic des rétrodéviations des nullipares.
Diagnostic des rétrodéviations des nullipares avec la rétrodéviation
aigüe, avec les myômes de la paroi postérieure, l'hématocèle etc.,
avec l'instabilité utérine et avec la rétroversion congénitale.

Incontestablement plus grave que l'*instabilité utérine*
(par relâchement de tout l'appareil suspenseur) et que
l'*affaissement en antéversion* (par relâchement des ligaments larges), la *rétrodéviation neurasthénique* qu'il nous
reste à étudier est tout aussi méconnue dans sa cause
essentielle, qui est le relâchement des ligaments utéro-
sacrés, tout aussi fréquente, presque aussi curable, j'ose-
rai dire, grâce aux progrès réalisés dans le traitement de
la neurasthénie, d'une part, et au perfectionnement de la
thérapeutique manuelle des maladies pelviennes, d'autre
part.

Bien que l'on ait beaucoup écrit depuis longtemps, et
surtout peut-être dans ces vingt dernières années, sur les
déviations de l'utérus en arrière, aucun auteur, à ma
connaissance du moins, n'a fait jouer à la neurasthénie le
rôle important qui lui appartient dans la production des
rétroversions et des rétroflexions.

Cela se comprend, si l'on veut bien songer que la maladie de Beard n'est vraiment dépistée, sous ses manifestations cliniques multiples, que depuis peu de temps, et si
l'on réfléchit que les travaux récents sont dûs à des chirurgiens mal disposés, par leur mentalité souvent peu
méditative, à se livrer à des recherches de pathogénie
patientes et longues, alors que leur tempérament essen-

tiellement actif les poussait, au contraire, à la poursuite
de ce vain fantôme : l'opération idéale à opposer aux rétrodéviations. Aussi, que de mémoires sur l'hystéropexie
abdominale ou vaginale, que de procédés et sous-procédés
de raccourcissement des ligaments ronds, que de tech-
niques diverses de périnéorraphie et de colpotomie !
Quelque élégantes que fussent les solutions trouvées, le
problème était, dès le début, mal posé et l'on oubliait
d'observer des malades pour n'étudier qu'un théorème de
mécanique mal comprise !

Je dois faire cependant une exception en faveur de
M. Richelot [1], qui a bien constaté la fréquence des
rétrodéviations, en dehors de lésions annexielles sérieuses,
chez les nullipares, comme chez les multipares, et qui les
a bien rattachées à leur véritable cause quand il nous dit :
« La condition immédiate et suffisante de la déviation de
l'utérus, laxité des ligaments (rétroversion) et flaccidité
de son tissu (rétroflexion), est le résultat d'un trouble
nutritif qui domine tout et sans lequel les lésions méca-
niques ne sont rien ». Et ailleurs : « En somme, pour expliquer la rétrodéviation, nous faisons intervenir plusieurs
facteurs de valeur très inégale. Le plus important est cette
prédisposition née de l'arthritisme : elles (les malades)
sont exposées à des troubles circulatoires permanents, à
des fluxions répétées au niveau de l'utérus et des annexes ;
elles sont très sujettes aux poussées congestives ; leur tissu
fibreux est de mauvaise qualité, dépourvu d'élasticité, leurs
fibres lisses manquent d'élasticité, leurs ligaments se
relâchent avec une grande facilité... La grossesse n'est
donc pas une condition indispensable ; quand elle survient

---

[1] L. G. RICHELOT. — *Chirurgie de l'utérus*, Paris, Doin, 1902,
p. 125 et 126.

chez une prédisposée, il est évident qu'elle contribue à faire perdre à l'utérus son équilibre physiologique, mais elle y contribue seulement ».

Rien n'est plus exact que ces remarques, frappées au coin de la bonne clinique, de M. Richelot. Je me sépare seulement de cet auteur quand il met en cause, d'une façon presque exclusive, l'arthritisme et se contente de mentionner très accessoirement la neurasthénie au milieu des multiples manifestations de la diathèse arthritique. Et ce n'est pas ici, qu'on le croie bien, une discussion de nosographie plus ou moins byzantine. En médecine, les idées théoriques se traduisent par des actes thérapeutiques. Or, ce n'est pas en traitant la diathèse arthritique qu'on peut prévenir ou guérir les rétrodéviations dont je parle ici, mais bien en traitant la neurasthénie dont la thérapeutique est très différente et en tonifiant directement l'utérus et son appareil suspenseur frappés d'atonie. Je me suis, du reste, expliqué nettement sur cette question des rapports de l'arthritisme avec la neurasthénie et sur ce fait que la notion de diathèse hyperacide ne donne qu'un petit nombre d'indications très accessoires pour le traitement de l'épuisement nerveux. (Voir Introduction, p. 6 et 7).

Il est évident qu'un certain nombre de rétrodéviations ont pour point de départ des lésions utéro-annexielles et que la neurasthénie n'intervient pas dans tous les cas, mais ce qui me semble incontestable, c'est que la neurasthénie seule explique bien les *rétrodéviations des nullipares* qu'on ne savait interpréter jusqu'ici et dont la fréquence me paraît augmenter proportionnellement à l'augmentation de fréquence de la neurasthénie. Ce qui ne me semble pas douteux, c'est que la neurasthénie vient ajouter son action pathogénique à celle de la subinvolution et aux troubles corrélatifs de nutrition des ligaments utéro-sacrés chez un nombre de *multipares* plus grand qu'on ne le supposerait *à priori*. Enfin, j'ai la conviction la plus profonde qu'on a fait une grossière erreur de pathogénie en attribuant au périnée plus ou moins déchiré une action prépondérante dans la production des déviations de la matrice en arrière et qu'on a fait fausse route en demandant à l'intervention chirurgicale de rétablir l'utérus dans sa position normale. La question est plus complexe qu'on ne le suppose et pour guérir vraiment — résultat qui n'est pas au-dessus des ressources actuelles de la gynécologie — UNE MALADE atteinte de rétrodéviation, il faut non seulement guérir ses lésions utéro-annexielles, non seulement replacer son utérus et le maintenir réduit, mais il faut encore lui refaire un bon état général. Faute de remplir cette dernière indication qu'on néglige trop souvent, toute amélioration locale ne représente qu'un succès éphémère.

Par *rétrodéviation* de l'utérus on doit entendre un déplacement *stable* du corps de l'utérus, plus en arrière que la position normale et telle que, même après évacuation complète de la vessie, le corps de l'utérus ne vienne pas s'appuyer sur la face postérieure de la symphyse pubienne. Cette rétrodéviation peut être plus ou moins accentuée, commençant à partir du moment où l'utérus continue l'axe du vagin (alors, la pression abdominale s'exerce, non plus, comme à l'état physiologique, sur la face postérieure de la matrice, mais bien sur son fond) et allant jusqu'au renversement complet du corps utérin dans le cul-de-sac de Douglas (alors, la pression abdominale agit sur la face antérieure de l'utérus et contribue, pour sa part, à empêcher le retour de l'organe à sa position normale).

Il y a deux variétés de rétrodéviation : la *rétroversion*, dans laquelle le col est d'autant plus dévié en avant que le corps bascule davantage en arrière ; la *rétroflexion*, dans laquelle le col reste dans l'axe du vagin alors que le corps est en arrière, en sorte qu'il existe une coudure brusque ou angle de flexion à l'union du col et du corps. Peu importe, du reste, au point de vue qui nous occupe, qu'il y ait rétroversion ou rétroflexion, c'est pourquoi le terme de rétrodéviation, plus compréhensif, sera celui que j'emploierai de préférence.

Les rétrodéviations peuvent être *mobiles*, c'est-à-dire libres de toute adhérence de l'utérus aux organes voisins, ou, au contraire, *adhérentes*, dans les conditions inverses.

On a cru pouvoir, à l'époque où toute salpingo-ovarite diagnostiquée était aussitôt opérée, poser en axiome que les rétrodéviations *simples*, et par là on entendait celles qui ne s'accompagnaient pas de lésions des annexes, étaient toujours et, par cela même, mobiles et qu'en revanche, les rétrodéviations *compliquées* de lésions annexielles étaient toujours des rétrodéviations adhérentes. Cette classification n'est qu'à moitié exacte, ainsi que nous le verrons bientôt, en nous appuyant sur des faits cliniques, mais cette discussion ne peut être entamée utilement qu'en étudiant l'anatomie pathologique des rétrodéviations.

Enfin il faut savoir que, parmi les rétrodéviations qui semblent fixes et irréductibles à un premier examen, il en est un grand nombre pour lesquelles on arrive, par le traitement, à allonger les brides, à faire résorber les adhérences, si bien qu'elles deviennent de plus en plus mobiles et il faut connaître aussi les déviations *faussement adhérentes* dans lesquelles, comme l'a démontré M. Repin (de Genève), l'enclavement est dû non à des brides, non à des adhérences en surface, mais uniquement à la pression intra-abdominale.

Fixes ou mobiles, les rétrodéviations s'établissent sous l'influence de la même cause, reconnaissent la même *pathogénie* : le relâchement des ligaments utéro-sacrés devenus incapables de rétracter en arrière le col de l'utérus au moment où la vessie se vide et essaie de ramener en avant la région utérine qui lui est intimement unie. La vessie indique bien le mouvement normal de bascule du corps utérin en avant, mais il faut une contraction énergique des ligaments utéro-sacrés pour effectuer ce mouvement en attirant le col vers la concavité sacrée et en obligeant ainsi le corps utérin à s'incliner en avant, jusqu'à venir reposer sur la face postérieure de la symphyse pubienne. Les ligaments ronds ne contribuent que pour une très faible part à ce replacement en attirant en avant les cornes utérines et il suffit de se rappeler leur trajet oblique pour comprendre combien leur action doit être peu effective.

Une fois que l'utérus a perdu la possibilité de revenir à sa position physiologique, la situation *stable* de l'utérus en arrière étant constituée, si, alors, une infection utéro-annexielle survient, si le péritoine qui tapisse la face postérieure de l'utérus est touché à son tour, s'il se produit un exsudat dans le cul-de-sac de Douglas et si cet exsudat s'organise, l'utérus sera *fixé* par des adhérences ou par des brides plus ou moins résistantes. *Si donc, c'est l'infection qui fixe les utérus déviés en arrière, c'est le relâchement des ligaments utéro-sacrés qui cause les rétrodéviations.*

Sans doute un gros utérus de multipare, qui est en subinvolution manifeste, tendra à surmener les ligaments utéro-sacrés et la prédisposition neurasthénique à cette parésie des fibres lisses dont nous avons souvent parlé entrant en jeu, la rétrodéviation ne tardera pas à se constituer. C'est pourquoi les déviations de l'utérus en arrière sont si fréquentes chez les multipares. Mais, même chez les nullipares, même alors que l'utérus n'est nullement augmenté de volume, si la neurasthénie vient frapper d'atonie les ligaments utéro-sacrés, la rétrodéviation en est la conséquence fatale. Au contraire, même chez les multipares, ne voyons-nous pas fréquemment des utérus de 9 et de 10 centimètres rester indéfiniment en position physiologique, alors que des utérus moins volumineux se déplacent en arrière ? Le poids de l'utérus n'est donc qu'une circonstance accessoire alors que la tonicité plus ou moins grande des ligaments utéro-sacrés est le fait capital.

Nous pourrions nous borner à ces remarques, mais il est bien nécessaire, semble-t-il, étant données les idées qui sont actuellement en faveur, de parler du *rôle du périnée* dans la production des rétrodéviations. Disons-le immédiatement, quelle que soit la vogue de cette théorie, le rôle du périnée est tout à fait négligeable, pour quiconque veut interroger la clinique sans parti pris.

Que voyons-nous, en effet, chaque jour ?

1° Un grand nombre de malades dont le périnée a été plus ou moins déchiré, dans un ou plusieurs acccouchements antérieurs, gardent, toute leur vie, un utérus en position tout à fait normale, alors même qu'il existe une subinvolution accentuée et favorable au déplacement, en arrière, d'un organe trop lourd et trop volumineux. Et cela peut être observé, non seulement dans la clientèle aisée, mais encore chez les malades d'hôpital, chez les femmes du peuple qui se livrent aux travaux les plus pénibles.

2° Faites une périnéorraphie aussi merveilleuse que vous voudrez, dans un cas, je ne dis pas de rétrodéviation adhérente, mais même de simple rétroflexion mobilisable, et revoyez votre opérée six mois, un an, deux ans après l'intervention. Si vous n'avez pas traité spécialement la rétrodéviation, vous constaterez que l'utérus occupe toujours la même position vicieuse. Pour ma part, j'ai eu à soigner des malades opérées par des chirurgiens très habiles, qui avaient refait un périnée presque idéal... : la rétrodéviation était restée, en dépit de la théorie, totalement indifférente à la restauration périnéale. Devais-je m'en montrer surpris ? nullement, car on avait réparé la façade de la Madeleine pour empêcher l'Obélisque de tomber du côté de la Chambre des Députés ! C'était peu logique, on l'avouera.

3° Consolidez, au contraire l'Obélisque, et laissez la Madeleine en repos, je veux dire replacez l'utérus, donnez de la tonicité à ses ligaments, refaites un bon état général, pour que les ligaments utéro-sacrés ne redeviennent pas bientôt insuffisants à leur tâche, et vous aurez des guérisons durables, tout en laissant le périnée tel qu'il était auparavant.

4° Enfin, chez les femmes qui n'ont pas eu d'enfants, le périnée n'existe-t-il pas avec des qualités qu'aucun opérateur ne saurait se flatter d'égaler ? et cependant il y a des nullipares, il y a même des vierges atteintes de rétrodéviation utérine.

Cette quadruple série de faits cliniques indéniables tranche définitivement la question, me semble-t-il.

RÉTRODÉVIATIONS DES NULLIPARES

Les auteurs classiques considèrent les rétrodéviations comme rares chez les nullipares et s'accordent pour dire que leur pathogénie reste très obscure. Nous venons de nous expliquer au point de vue de la pathogénie ; quant à la fréquence de ces rétrodéviations, elle semble bien augmenter à mesure que la neurasthénie devient elle-même plus fréquente. Pour ma part, alors que j'en observais quelques-unes seulement chaque année, au début de ma pratique gynécologique, j'ai été surpris depuis quelque temps de la fréquence de plus en plus grande de cette affection, si bien que, dans ces trois dernières années, j'en ai noté une cinquantaine de cas, soit à ma clinique, soit dans ma clientèle. C'est, dans certaines circonstances, une maladie de famille, puisque je l'ai rencontrée deux fois chez les trois sœurs, et quatre fois chez les deux sœurs, ce qui s'explique par la communauté d'hérédité et par la communauté de vie morale et physique.

Ces malades se présentent toutes avec un aspect à peu près identique, quel que soit leur âge, qui varie de 18 à 40 ans dans mes observations personnelles.

A peine entrées dans notre cabinet, elles commencent par s'asseoir, la station debout leur étant pénible (amyosthénie des membres inférieurs) ; leurs traits détendus, l'expression triste de leur physionomie indiquent l'atonie des muscles du visage ; elles racontent leurs souffrances avec plaisir et il est utile de les écouter patiemment car il est facile de reconnaître dans ce récit, mal ordonné mais intructif cependant, les troubles dyspeptiques habituels aux neurasthéniques, les troubles du sommeil, la fatigue du réveil, le manque d'entrain, l'irritabilité facile du caractère, la céphalée, la perte de la mémoire, etc. Elles souffrent, dans le ventre, surtout d'une pesanteur continuelle vers la région sacrée, comme si elles avaient une compression en arrière, sur le rectum ; la position couchée sur le dos exagère parfois, mais non toujours, leurs « douleurs de reins », elles ne peuvent faire une course un peu longue et, encore moins, rester longtemps debout sans marcher. Les règles sont souvent douloureuses et un peu prolongées. Parfois, elles urinent difficilement ; plus souvent encore les mictions sont d'une fréquence exagérée et peu abondantes. Les pertes blanches manquent rarement, mais leur caractère est variable suivant les cas : incolores, quand il n'existe que de la congestion chronique, plus ou moins teintées, au contraire, quand une infection locale est venue s'ajouter à la déviation.

Prenez la tension artérielle, vous la trouverez notablement diminuée : 9 à 12 centimètres de mercure, à moins que la malade ne sorte de table, n'ait fait, par hasard, un repas un peu copieux et n'ait pris une forte dose de café ou de thé. Examinez l'estomac : il est presque constamment dilaté, clapotant, descendant au-dessous de l'ombilic ; le cæcum et l'S iliaque sont dilatés, le côlon transverse est abaissé et contracté ; souvent le rein droit est en ptose manifeste, etc. Votre diagnostic de neurasthénie est fait, vous connaissez le terrain, arrivez alors à l'examen local.

Le périnée est intact, naturellement, puisqu'il s'agit de nullipares. Le vagin est normal comme développement, souvent ferme et étroit, quelquefois cependant atone, relativement large dans la profondeur, comme si ses bords avaient perdu leur tonicité physiologique. Le col, peu volumineux, possède un orifice souvent sténosé, en tout cas nullement déchiré. Ordinairement, il est dévié en avant, regardant la symphyse pubienne (rétroversion) ; d'autres fois, il est à sa place normale (rétroflexion). Le corps utérin n'occupe pas sa situation habituelle, car la main qui palpe l'abdomen au-dessus du pubis et le doigt introduit dans le cul-de-sac antérieur se rejoignent sans le rencontrer. Il n'est pas, non plus, derrière l'arcade de Fallope droite ou gauche ; il doit donc fatalement être en arrière. En effet, le doigt vaginal déprimant le cul-de-sac postérieur, le reconnaît facilement à sa forme, à sa consistance, à sa continuité avec le col qui subit, en sens inverse, les déplacements imprimés à cette masse postérieure ; continuité, sans coudure brusque dans le cas de rétroversion, continuité avec coudure brusque (angle de flexion) dans le cas de rétroflexion. La main placée sur la paroi abdominale, déprimant cette paroi du pubis à l'ombilic, reconnaît également le corps utérin, dont elle suit toute la face antérieure, comme le doigt vaginal a reconnu une partie de sa face postérieure. Elle constate que nulle tumeur utérine ne vient augmenter, d'une façon anormale, l'épaisseur de l'organe. Elle tâche, par une dépression plus soutenue et plus profonde, presque à la hauteur de l'ombilic, d'accrocher le fond de l'utérus, si cette manœuvre est possible, et cherche alors à le ramener en avant pour juger du degré de sa mobilité.

Dès ce moment, le diagnostic de rétrodéviation est établi. Il reste à se rendre compte de l'état des annexes, qu'on peut explorer assez facilement, en partant des deux cornes utérines, quand l'utérus n'est pas trop dévié en arrière et quand la paroi abdominale est assez dépressible. Parfois, on constate, dès le premier examen, que les trompes et les ovaires n'ont rien autre d'anormal que leur situation plus profonde dans le bassin, car leur extrémité interne a suivi fatalement le déplacement du fond de l'utérus. D'autres fois, on parvient sans retard à noter quelques particularités pathologiques : l'augmentation de volume de la trompe, par exemple, sa fermeté accrue, le développement exagéré de l'ovaire, sa sensibilité excessive, son adhérence aux tissus voisins. Dans d'autres circonstances moins favorables à l'examen bi-manuel, il n'est permis d'affirmer qu'une chose, c'est que les annexes ne sont pas très volumineuses, ni très sensibles, et il faut se résoudre à attendre que l'utérus ait subi un commencement de reposition pour avoir bien nettement les deux cornes utérines entre les deux mains, si je puis dire, et pour partir de ce point de repère qui ne trompe pas, afin de pouvoir compléter le diagnostic de l'état des annexes. L'ovaire gauche, tout particulièrement, se trouvera quelquefois prolabé derrière l'utérus, à un point peu accessible, lors du premier palper.

Voici les principales associations morbides qui peuvent se présenter :

Utérus, en rétroversion ou en rétroflexion, facilement mobilisable, avec intégrité des annexes ;

Utérus facilement mobilisable, avec salpingo-ovarite manifeste, simple ou double le plus souvent, les annexes étant elles-mêmes mobiles, tout au moins dans leur tiers interne (sans quoi l'utérus serait fixé par elles) ;

Utérus adhérent avec lésions annexielles et péri-annexielles adhérentes elles-mêmes ;

Utérus adhérent sans lésions annexielles bien nettes ; il

a de la périmétrite postérieure dont le point de départ a été soit une salpingite aujourd'hui guérie, soit une hématocèle terminée par suppuration, incisée dans le cul-de-sac postérieur et ayant laissé des adhérences du cul-de-sac de Douglas, comme dans un cas que je voyais récemment ; soit enfin, comme il m'a été donné de l'observer plusieurs fois, l'utérus est en rétroversion adhérente, les trompes et les ovaires ayant été enlevés par la voie abdominale ou vaginale.

Il est bon de connaître toutes ces variétés cliniques, car chacune d'elles se rencontre dans la pratique, et on comprend, par cela même, avec quel soin minutieux on doit étudier chaque cas particulier et combien la classification classique des rétrodéviations en simples (sans lésions annexielles et mobiles) ou compliquées (avec lésions annexielles et adhérentes) que je critiquais, tout à l'heure, est, en effet, critiquable.

Dans une étude comme celle-ci, je ne puis céder à la tentation de décrire en détail chacune des variétés que nous venons de passer en revue, mais je dois dire encore quelques mots des adhérences utérines.

L'utérus dévié est fixé, en arrière, soit par des adhérences en surface qui accolent, avec le rectum, tantôt une faible partie de sa face postérieure, et alors les adhérences sont ordinairement localisées au cul-de-sac de Douglas, tantôt cette face postérieure sur presque toute son étendue, soit par des brides plus ou moins résistantes, en nombre variable, occupant le cul-de-sac de Douglas. Au début, on ne peut que constater le manque de mobilité de l'organe, mais, à mesure qu'on renouvelle les manœuvres de réduction, il devient facile de reconnaître l'obstacle et d'en spécifier les particularités. Et ce travail de fin dia-

gnostic est d'autant plus intéressant qu'il constitue, p
lui-même, une partie du traitement, et, chose plus capti
vante et plus merveilleuse encore, c'est de sentir ces tiss
morbides qu'on croirait organisés, là, définitivement
comme une source de souffrances irrémédiables, se modi
fier, se ramollir et fondre, en quelque sorte, sous l
doigts !

Enfin il va sans dire que dans ces rétrodéviations adh'
rentes, qui, comme nous l'avons déjà expliqué, ne d
viennent adhérentes qu'après une infection plus ou moin
étendue des voies génitales, il existe de l'endocervicite
d'autant plus tenace que la sténose du col, habituell
chez ces malades, constitue un drainage incomplet pou
les sécrétions utérines, et il existe aussi de l'endométrit
soit glandulaire, soit interstitielle. Ces mêmes lésions d'en
docervicite et d'endométrite peuvent coexister et coexi
tent souvent avec les rétrodéviations mobiles, mais no
toujours, car tout se borne, parfois, à des phénomèn
congestifs dus, en partie, à la neurasthénie elle-même
comme nous aurons l'occasion de le voir plus tard, et, e
partie sans doute, à la gêne de la circulation veineu
locale, causée par la déviation.

Après avoir, comme nous venons de le faire, interro,
et examiné complètement notre malade, il nous reste
constituer la synthèse de la *symptomatologie* dont no
avons vu, chemin faisant, les traits principaux.

Malgré la complexité avec laquelle se présente à l'espri
l'ensemble des symptômes accusés par la malade ou not
par les médecins, cette synthèse est assez rapidemen
faite, si l'on procède avec ordre, et si l'on classe les symp
tômes sur les trois chefs suivants : 1° symptômes géné
raux et liés directement à la neurasthénie ; 2° symptôme

propres aux lésions surajoutées résultant de l'infection utéro-annexielle, quand cette infection existe ; 3° symptômes propres à la déviation elle-même.

Des maîtres, et non des moindres, ont dit que toute rétrodéviation douloureuse était accompagnée de salpingo-ovarite, que la rétrodéviation sans complication devait être considérée comme absolument négligeable. Dans des cas que nous connaissons, en conséquence des plaintes de la malade, on a ouvert le ventre, enlevé les trompes et les ovaires des deux côtés, et on renvoyé l'opérée, chez elle, après cicatrisation, en lui disant qu'elle n'avait plus le droit de souffrir. Et cependant, après l'intervention, la malade continuait à avoir de la pesanteur dans le ventre, des tiraillements au-dessus des aines, de la compression du rectum, des douleurs lombo-sacrées ; les rapprochements du mariage étaient, pour elle, une source de souffrances plus vives ; la marche et la station debout persistaient à rester pénibles ; les envies fréquentes d'uriner n'avaient nullement diminué. C'est qu'en effet ce sont, là, les symptômes propres à la rétrodéviation et ces faits, instructifs comme une expérience de laboratoire, se chargeaient d'en faire la démonstration.

Une des malades que j'ai vues, dans ces conditions, souffrait depuis quinze ans et était laparatomisée depuis huit ans, quand elle est venue me demander mon avis, sur son état. On lui conseillait l'hystérectomie et elle désirait savoir si c'était le seul mode de traitement applicable, chez elle. Je trouvai ce que j'ai appelé, dans le premier chapitre de ce volume, la caractéristique anatomo-pathologique de la neurasthénie (dyspepsie atonique, dilatation de l'estomac, entéroptose, etc.) ; il y avait de la sensibilité au niveau de la cicatrice de la laparatomie et quelques adhérences avec l'intestin grêle, à ce niveau ; l'utérus, petit, était en rétro-

version légèrement adhérente. Je déconseillai l'hystérectomie, je fis le traitement diététique et hygiénique de la
neurasthénie et, en même temps, je commençai les
massages de l'estomac, de l'intestin, de la cicatrice douloureuse et je procédai à la reposition de l'utérus. Après
une trentaine de séances, la malade déclarait avoir des
forces, de l'appétit, des digestions faciles ; elle disait
qu'elle avait repris goût à l'existence, qu'elle pouvait
marcher sans fatigue, qu'elle n'avait plus aucune douleur
abdominale ou pelvienne. Voilà deux ans que ce véritable
retour à la santé se maintient, si bien que, depuis dix-huit
ans, affirme-t-elle, elle ne s'était jamais si bien portée. Une
transformation si complète ne se comprend, à mon avis,
qu'en admettant que la rétroversion, par ses douleurs continuelles, par la vie sédentaire et le manque d'exercice
qu'elle entraînait, par le retentissement qu'elle avait sur
l'état moral, influençait, d'une manière fâcheuse, la neurasthénie causale, ainsi qu'il arrive fréquemment.

C'est là un élément qui doit entrer en ligne de compte,
au point de vue du *pronostic* des rétrodéviations des nullipares.

Même en restant sur le terrain gynécologique, ce pronostic n'est pas aussi bénin qu'on l'a prétendu, car ces rétrodéviations sont souvent une cause de stérilité, non seulement quand il y a des lésions annexielles surajoutées,
mais par le fait de la déviation seule. Si, malgré tout, la
malade devient enceinte, elle est plus exposée qu'une
autre à faire des fausses couches vers le troisième ou le
quatrième mois, et, pour ma part, j'ai vu des malades
atteintes de rétroversion n'arriver à conduire à terme leur
grossesse qu'après avoir eu l'utérus redressé et maintenu

en bonne position. Enfin l'organe gestateur n'étant pɛ
réduit peut s'enclaver et on peut observer toutes les con
plications de l'enclavement de l'utérus gravide, sur le
quelles je n'ai pas à insister ici.

Abandonnée aux seules ressources de la nature, l'affec
tion persiste indéfiniment et il serait tout à fait vain d'e
pérer une atténuation spontanée des douleurs qu'elle eɪ
traîne, mais, heureusement, nous sommes bien armé
désormais, pour la combattre victorieusement, dans
très grande majorité des cas. Mobile, elle ne réclame qɪ
quelques séances pour être réduite ; adhérente, elle devieɪ
réductible au bout d'un nombre de séances variable su
vant l'étendue des lésions et suivant la docilité de la mɛ
lade, mais, je le répète, les insuccès sont l'exceptio
Quant aux récidives, elles dépendent surtout de l'état g
néral des forces et, à ce point de vue, le pronostic se co
fond avec celui de la neurasthénie.

Le *diagnostic* des rétrodéviations neurasthéniques, cl
les nullipares, ne présente aucune difficulté. La neurɛ
thénie est, dans les cas que nous étudions en ce momeɪ
presque toujours évidente, et, tout au moins, très facilɛ
dépister, si l'on veut bien se donner la peine d'en reche
cher les stigmates dont nous avons parlé, à plusieurs
prises. Quant à la déviation elle-même, elle se reconn
aux signes physiques déjà passés en revue dans les pa
qui précèdent.

Il faut admettre comme un axiome que presque tou
les rétroversions et les rétroflexions des nullipares so
d'origine neurasthénique. Exceptionnellement, une f
sur mille peut-être, on pourra rencontrer une *rétrodév
tion aiguë*, survenue brusquement à la suite d'une chɪ

violente sur le dos, ayant amené une déchirure instantanée des ligaments utéro-sacrés. Les auteurs considèrent
un tel traumatisme comme possible ; nous devons donc
citer le fait. Pour ma part, bien que j'aie toujours in-
terrogé les malades à ce point de vue, je n'ai jamais pu
rattacher une rétroversion à une cause de ce genre. J'ai eu
l'occasion d'observer une dizaine de malades aussitôt après
une chute notable sur le dos, et je n'ai jamais trouvé, à
l'examen local, une rétroversion subite, alors que l'utérus
était auparavant en position normale. Ce n'est pas à dire
que, dans un grand nombre de cas, on ne puisse noter
une chute sur les reins dans les antécédents des nullipares
atteintes de rétrodéviation, mais le début des malaises
locaux ne coïncidait jamais avec ce traumatisme et se
rattachait, au contraire, nettement, aux phénomènes neurasthéniques survenus, souvent, bien des années plus
tard.

Nous ne nous attarderons pas à faire le diagnostic différentiel des rétrodéviations avec les *myômes de la paroi
postérieure de l'utérus* avec *l'hématocèle rétro-utérine*, etc. ;
on trouvera des renseignements à ce sujet dans tous les
traités de gynécologie, mais nous ne pouvons passer sous
silence l'instabilité utérine et la rétroversion congénitale.

Avec un premier examen, on peut parfois faire le diagnostic de rétrodéviation, alors qu'il s'agit d'*instabilité
utérine*, mais les modifications journalières qui se produisent, dans ce cas, dans la position de la matrice,
auront rapidement réformé cette erreur presque inévita-
ble.

Quant à la *rétroversion congénitale*, elle est facile à distinguer de la rétroversion neurasthénique. La première
s'accompagne toujours, en effet, d'un arrêt de développement du vagin, dont les culs-de-sac ne se sont pas formés,

par suite de la brièveté anormale de ses parois, et d'un développement incomplet de l'utérus lui-même resté infantile, ou, tout au moins, pubescent. Ajoutons que cette malformation utérine est infiniment plus rare que la rétrodéviation neurasthénique.

Enfin, pour être complet, il faudrait parler du diagnostic des *complications* surajoutées à la déviation utérine : diagnostic des lésions annexielles, des adhérences, de leur étendue, de leur position exacte, de leur variété, etc. On comprend que nous ne pouvons nous attarder à cette question qui demanderait de longs développements :

Le *traitement* des rétrodéviations des nullipares sera exposé, dans le chapitre suivant, après l'étude des rétrodéviations des nullipares.

———

CHAPITRE TROISIÈME

FIN DES TROUBLES DE STATIQUE UTÉRINE D'ORIGINE NEURASTHÉNIQUE

SUITE DES RÉTRODÉVIATIONS NEURAS-THÉNIQUES

RÉTRODÉVIATIONS DES MULTIPARES ET TRAITEMENT DES RÉTRODÉVIATIONS NEURASTHÉNIQUES

SOMMAIRE. — RÉTRODÉVIATIONS DES MULTIPARES. — Les rétrodéviations des multipares sont fréquentes, en dehors de toute neurasthénie. Cependant on peut rattacher à la neurasthénie les trois variétés suivantes de rétrodéviations des multipares : 1° la récidive, après le premier accouchement, d'une rétroversion antérieure à la grossesse ; 2° la rétroversion précoce liée à une neurasthénie de l'accouchement et des suites de couches ; 3° la rétroversion tardive n'apparaissant qu'à la suite d'une neurasthénie banale.

TRAITEMENT DES RÉTRODÉVIATIONS NEURASTHÉNIQUES. — Raisons pour lesquelles ce traitement doit être exclusivement médical.

Traitement général.

Traitement gynécologique. — Irrigations vaginales, dilatations, traitement des complications inflammatoires. Régulation de la fonction ovarienne par la poudre d'ovaire ou par la poudre de glande mammaire, suivant les cas. — Columnisation.

Traitement de la déviation : Position génu-pectorale. — Réduction par l'hystéromètre.

Réduction manuelle.

Contre-indications et difficultés de la réduction manuelle. — Utilité

du plan incliné. — Technique des deux principaux procédés de réduction des rétrodéviations mobiles : procédé de la bascule et procédé du soulèvement. — Reposition des rétrodéviations adhérentes,
mobilisation préalable.

Maintien de la réduction. Son effet sur les annexes. — Massage utérin.
Étirement des ligaments utéro-sacrés. Résultats obtenus.

Pratiquement, les pessaires peuvent être utiles. — Contre-indications
du pessaire en anneau souple. — Indication du pessaire de Hodge
modifié par Borcilly. — Pessaires en étain malléable et pessaires en
celluloïd. — Il ne faut pas demander au pessaire de replacer l'utérus.

Le pessaire doit être placé correctement. — Temps pendant lequel il
faut porter le pessaire.

Prophylaxie de la récidive de la rétrodéviation après l'accouchement.

Rétrodéviations neurasthéniques, chez les mul-tipares.

Dans un grand nombre de cas, la neurasthénie ne
joue qu'un rôle très secondaire dans la production des rétrodéviations, chez les femmes qui ont eu des enfants. Il
est facile de comprendre, en effet, que si l'involution
utérine est troublée après l'accouchement, par une infection peu intense, se traduisant par un arrêt dans la régression physiologique de la matrice, par le manque de
réparation des déchirures dues au passage de la tête fœtale,
d'où dérivent les ectropions du col, par une endométrite
fongueuse, par des lésions annexielles plus ou moins accentuées, il y a bien des probabilités pour que, pendant
le même temps, les ligaments utéro-sacrés, hypertrophiés
durant la grossesse et désormais en train de se reconstituer,
comme se reconstitue lui-même l'organe gestateur, soient
également troublés dans ce travail de reformation et deviennent d'autant plus insuffisants à leur tâche que l'uté-

rus, lourd, volumineux, leur demande un effort plus considérable. Ces faits sont connus depuis longtemps et il n'y a pas lieu, je pense, de les discuter à nouveau.

Il n'en faudrait pas conclure, cependant, qu'il n'y a jamais lieu d'incriminer la neurasthénie, comme cause provocatrice de rétrodéviation chez les multipares, et, sans vouloir aucunement forcer la note, sans chercher à rendre la maladie de Beard coupable de méfaits qui lui seraient étrangers, je suis en droit, d'après l'observation clinique, de rattacher à la neurasthénie, trois variétés différentes de rétrodéviation chez les femmes ayant eu des enfants.

Ire *Variété.* — Et tout d'abord, lorsqu'il y a eu une rétrodéviation neurasthénique avant la première grossesse, il ne faut pas espérer, comme on le dit quelquefois aux malades, que cet heureux événement amènera forcément la guérison de la déviation utérine. Certes, après l'accouchement, on se trouve dans des conditions favorables à cette guérison, si on veut bien se donner la peine de tonifier l'accouchée, de surveiller l'involution utérine, d'éviter la congestion pelvienne, de maintenir l'utérus en bonne position dès qu'il montre les premières tendances à verser en arrière, de fortifier enfin les ligaments utéro-sacrés à mesure qu'ils se reconstituent. Mais combien rarement ces précautions indispensables sont prises ! Il semblerait, au contraire, à en juger par ce qu'il m'a été donné d'observer, que nombre d'accoucheurs, et des plus distingués, ne se préoccupent nullement de cette récidive très probable de la rétroversion. « Vous avez la matrice en arrière, dit-on, que voulez-vous que j'y fasse ? » Et la malade ne sait que souffrir, sans murmurer... jusqu'au jour où elle apprendra, peut-être, que cette récidive était évitable, puisqu'elle est curable, six mois, un an, dix ans plus tard.

2° *Variété*. — L'accouchement est parfois, par lui-même, une cause de neurasthénie, chez les prédisposées, de même que l'allaitement. Toutes les grossesses ne sont pas désirées ardemment, la naissance d'un enfant accroît quelquefois des difficultés budgétaires déjà grandes, l'enfant, même appelé de tous les vœux, peut être chétif, malade et surmener la mère déjà fatiguée par un accouchement laborieux, etc. La neurasthénie des suites de couches, survenue dans ces conditions, peut produire un relâchement des ligaments larges avec rétrodéviation, comme conséquence, sans qu'il y ait eu d'infection puerpérale, et à plus forte raison si une petite infection locale n'a pu être complètement évitée. C'est la rétrodéviation neurasthénique *précoce, post-partum*, avec ou sans subinvolution.

3ᵉ *Variété*. — Enfin, on peut observer des rétrodéviations *tardives*, c'est-à-dire survenant une ou plusieurs années après le dernier accouchement, alors que, jusque-là, la position de l'utérus était restée normale, et cela que l'utérus soit ou non en subinvolution. A la suite de chagrins domestiques, consécutivement à du surmenage physique plus ou moins prolongé, le cortège des phénomènes habituels de la neurasthénie s'est développé sous les yeux du médecin qui constate, finalement, à sa grande surprise, les symptômes et les signes locaux d'une rétroversion ou d'une rétroflexion dont il n'y avait pas trace, quelques mois auparavant. Ces faits méritent d'être connus, bien qu'ils ne soient pas d'une grande fréquence :

j'en ai vu, pour ma part, quelques exemples tout à fait démonstratifs.

Les rétrodéviations neurasthéniques des multipares peuvent s'accompagner et s'accompagnent souvent des *complications* que nous avons passées en revue, dans le chapitre précédent à propos des déviations neurasthéniques des nullipares. Comme ces déviations, elles sont soit *mobiles* soit *adhérentes,* et nous n'avons pas à revenir sur les diverses variétés cliniques déjà décrites (voir page 58). Elles comportent le même *pronostic* et sont justiciables du même traitement.

Nous ne pouvons voir ensemble, à cette place, que les grandes lignes de ce traitement. En effet, pour exposer en détail le traitement des rétrodéviations avec toutes leurs complications ou leurs associations morbides, il serait nécessaire de passer en revue presque toutes les ressources de la thérapeutique gynécologique conservatrice, en précisant les indications, les contre-indications et la technique de chacun des moyens de traitement. Je suis donc obligé de renvoyer le lecteur à ma *Technique de thérapeutique gynécologique,* publiée, avec la collaboration de J. Chéron, dans la *Revue méd. chir. des maladies des femmes,* 1895, 1896 et 1897, en attendant que j'aie la possibilité de la remanier pour la faire paraître en volume.

Traitement des rétrodéviations neurasthéniques.

Fixons, tout d'abord, comme une règle absolue, que ce traitement doit être uniquement médical.

En effet, et cette raison suffirait à elle seule, toute opération est dangereuse, chez les neurasthéniques, au point de vue de sa répercussion possible sur la névrose et au point de vue mental, ce qui est encore plus grave (voir, plus loin, le chapitre consacré à la neurasthénie post-opératoire et aux psychoses post-opératoires). Or, nous ne sommes pas, ici, en présence d'une de ces lésions compromettant l'existence pour lesquelles s'impose l'intervention chirurgicale, quels qu'en soient les risques.

Parmi les opérations proposées contre les rétrodéviations, les unes, et je pense, en ce moment, aux divers procédés d'*hystéropexie* abdominale ou vaginale, sont contre-indiquées chez toutes les femmes encore dans la période d'activité sexuelle, comme cela existe pour presque toutes les malades dont nous nous occupons, en raison des dangers auxquels elles s'exposent, dans le cas de grossesse future, toujours possible ; les autres, comme le *raccourcissement des ligaments ronds*, par la voie inguinale, la voie abdominale ou la voie vaginale, sont infidèles et inconstantes dans leurs résultats éloignés.

On n'a même pas à mettre en avant cette raison, qui, dans d'autres circonstances, peut mériter une discussion, à savoir que l'opération permettra de remettre immédiatement, sur pied, la patiente et fera gagner un temps précieux.

Pour soutenir cette opinion, il faudrait n'envisager que la déviation utérine et oublier tout à fait qu'on se trouve en présence d'une malade dont la neurasthénie nécessitera un traitement médical de plusieurs mois. Or, si on néglige de soigner la neurasthénie, comme cela est arrivé plusieurs fois à ma connaissance, quelque brillante que soit l'intervention pratiquée, la malade continue à souffrir et on est amené à lui proposer l'hystérectomie, qui ne ferait qu'aggraver son état général.

La voie chirurgicale [1] n'est donc pas, ici, la plus courte et elle est pleine de périls ; c'est pourquoi je conseille à mes confrères de s'en écarter résolûment, pour les rétrodéviations neurasthéniques.

Pour faire œuvre utile, il faut mener de front le traitement de la neurasthénie et le traitement gynécologique.

On combattra la neurasthénie, dans ses causes et dans ses symptômes les plus importants, par le règlement de vie, l'hygiène diététique, le massage gastro-intestinal, les injections hypodermiques de sérum artificiel, l'hydrothérapie etc., ne négligeant aucune des ressources que nous avons à notre disposition pour mettre un terme à l'épuisement nerveux, dont le rôle pathogénique est si considérable, dans le cas qui nous occupe.

Quant au traitement gynécologique, il doit viser aussi bien à guérir les complications qu'à guérir la déviation elle-même.

Si l'utérus n'est que congestionné et douloureux, les grandes irrigations vaginales chaudes, les lavements chauds, les pansements glycérinés, surtout sous forme de columnisation du cul-de-sac postérieur, seront un adjuvant très utile.

Y a-t-il une sténose du col ? la dilatation du canal cervical s'impose, surtout si la malade désire une grossesse ou s'il existe des sécrétions anormales du canal cervical, de l'endométrite ou de la salpingite.

---

[1] S'il n'est pas question, à cette place, de la *périnéorrhaphie*, c'est que le procès de cette opération a été fait dans le chapitre précédent, à propos de la pathogénie des rétrodéviations (voir page 53).

Ces dernières lésions seront traitées par les divers moyens auxquels j'ai fait allusion dans mon second chapitre, à propos de l'observation détaillée qui y est rapportée.

On ne négligera pas d'ordonner à la malade de l'ovarine, si les règles sont insuffisantes et retardent plus ou moins ; la poudre de glandes mammaires sera indiquée dans les conditions inverses, c'est-à-dire si les époques ont trop d'avance et sont d'une abondance exagérée, et contribuent ainsi à aggraver leur épuisement nerveux. Ces deux médicaments, qui sont les régulateurs de la fonction ovarienne, mériteraient d'être plus souvent employés.

Je ne puis malheureusement pas m'arrêter plus longtemps à ce traitement préparatoire, si important cependant, surtout dans les rétrodéviations adhérentes, où la douglassite réclame toujours des soins appropriés, avant qu'on ne commence les manœuvres de reposition. Rappelons, encore une fois, les succès obtenus, à l'aide de la columnisation vaginale à la glycérine ichthyolée, par M. Condamin (de Lyon) et les nombreux gynécologistes qui ont imité sa pratique.

Nous voici donc arrivés au traitement de la déviation elle-même. Il s'agit (A) de replacer l'utérus en antéversion physiologique et (B) de maintenir la reposition.

A. — La reposition a été essayée : 1° par la position génu-pectorale ; 2° par l'hystéromètre ou les redresseurs de forme variée ; enfin 3° par des manœuvres bi-manuelles.

1° La *position génu-pectorale* met à contribution la suppression de la pression abdominale et l'action de la pesanteur. Elle consiste à faire placer la malade sur les genoux rapprochés, les bras le long du corps, le cou soutenu par un coussin, la partie supérieure de la poitrine touchant, comme les genoux, le plan du lit ou de la chaise longue. Deux doigts entr'ouvrent la vulve, pour laisser pénétrer l'air dans le vagin. Grâce à la position occupée par la malade, l'utérus tend, de lui-même, à se désenclaver. Au besoin, le médecin fait, de bas en haut, une pression sur la face postérieure du col, pour le ramener dans la concavité sacrée pendant que le corps ayant dépassé le promontoire, s'incline de plus en plus vers la symphyse pubienne. La malade est priée, avant de se relever très lentement, est priée, dis-je, de tousser énergiquement, 4 ou 5 fois, pour faire passer quelques anses d'intestin grêle derrière l'utérus plus ou moins complètement redressé.

Dans les rétrodéviations très mobiles, la réduction peut être obtenue, de cette façon. Mais, il faut bien ajouter que, dans ces cas là, la réduction manuelle est vraiment très facile et toujours plus complète.

Dans les rétrodéviations adhérentes, on peut, utilement, apprendre à la malade à faire elle-même, deux séances quotidiennes de position génu-pectorale (sans pression sur le col, bien entendu), pour commencer à allonger les adhérences, mais il ne faut pas en espérer un effet très marqué. Enfin, la position génu-pectorale peut être conseillée à une malade dont l'utérus a été réduit et qui reconnaît aux symptômes dont elle a l'expérience qu'à la suite d'une fatigue excessive, d'un effort etc., la déviation en arrière s'est reproduite ; si l'accident est survenu alors que la patiente se trouvait loin d'un médecin compétent, cette pratique peut rendre des services indéniables.

En définitive, les indications de la position génu-pectorale sont assez restreintes.

2° Quant à la *réduction par l'hystéromètre* ou par les redresseurs, elle n'est jamais la méthode de choix, alors même que l'utérus est résistant, que la muqueuse de la cavité utérine est normale, qu'il n'existe ni adhérences de la face postérieure de la matrice, ni lésions annexielles. Elle est tout à fait contrindiquée, quand ces conditions relativement favorables ne sont pas réunies ; autant la condamner absolument par les rétrodéviations neurasthéniques, d'autant plus qu'elle ne permet jamais de faire une réduction complète et qu'elle est souvent plus douloureuse et toujours plus dangereuse que la réduction manuelle. Il est donc bien inutile d'en donner la technique, qu'on trouverait du reste facilement dans tous les traités de gynécologie.

3° La *réduction manuelle* n'est contrindiquée que dans les cas d'infection aiguë ou subaiguë, c'est-à-dire fébriles, de l'utérus et des annexes, et aussi lorsqu'il existe des exsudats liquides dans le petit bassin. Du reste, personne ne songerait à réduire une rétroversion, dans des conditions semblables. Les exsudats chroniques c'est-à-dire les brides ou les adhérences en surface de la face postérieure de l'utérus, rendent la réduction manuelle plus laborieuse, plus lente, plus pénible aussi à supporter, mais ne la contrindiquent nullement, pourvu que le médecin les reconnaisse, ne les attaque pas brutalement et sache, au contraire, les étirer, les masser avec la plus grande douceur, de manière à en amener la résolution progressive sans exposer la malade à des poussées nouvelles. Les mêmes remarques sont applicables aux adhérences périsalpingiennes et périovariennes, qui demandent encore plus de légèreté de main, plus de prudence, tout en étant parfaitement curables par le massage.

C'est l'indocilité des malades qui représente le plus grand obstacle à la réduction manuelle des rétrodéviations. Celles qui, très pusillanimes, contractent énergiquement les muscles abdominaux dès que la main externe essaie de saisir le fond de l'utérus, font souvent perdre beaucoup de temps et lassent quelquefois la patience du médecin. Il faut gagner leur confiance, expliquer ce qu'on va faire et ce qu'on attend de leur bonne volonté, trouver un sujet de conversation qui les distraie et profiter d'une inspiration profonde, du moment précis où la paroi abdominale est dépressible, pour passer derrière le fond de l'utérus et le désenclaver. En somme, les malades tout à fait indociles dont on ne peut redresser l'utérus que sous le chloroforme sont, heureusement, la très grande exception. Chez les neurasthéniques, en particulier, la paroi abdominale est souvent mince et peu résistante, si la patiente ne fait pas d'effort et consent au traitement.

Pour la réduction des rétrodéviations, il est avantageux de mettre les malades sur un plan incliné (position de Trendelenburg), les épaules retenues par des appuis, la tête un peu soulevée. J'ai fait faire, dans ce but, une table analogue à celle du Dr Jayle, mais très simplifiée dans son mode de support et dans son mécanisme. Cette table ne doit pas être trop haute, car il faut que le médecin domine la situation et ne travaille pas les bras en l'air. Si on n'a à sa disposition qu'un fauteuil un peu haut, on devra monter sur un tabouret, pour se mettre dans des conditions favorables. J'insiste sur ce détail, car je suis persuadé que c'est une cause d'essais infructueux dans bien des cas.

La malade devra, naturellement, enlever son corset et desserrer tous les cordons qui pourraient comprimer l'abdomen.

Nous nous occuperons d'abord de la reposition des *rétrodéviations mobiles*.

Des divers procédés qu'on peut mettre en œuvre pour obtenir cette reposition [1] je ne parlerai ici que des deux plus usités : la bascule et le soulèvement.

Le procédé de la *bascule* n'est applicable que dans les cas où l'utérus a une consistance assez ferme pour que les pressions exercées au niveau du col soient transmises au corps.

Deux doigts de la main gauche sont introduits dans le vagin et appuient sur la face antérieure du col jusqu'à ce que le fond de l'utérus étant sorti de la concavité sacrée devienne perceptible par la main droite comprimant la paroi abdominale au niveau du promontoire, immédiatement en avant duquel vient se dégager le fond de l'utérus. Le bord cubital de la main droite de préférence (ou, à la rigueur l'extrémité des doigts, mais le bord cubital vaut mieux) s'enfonce progressivement derrière le fond, puis derrière la face postérieure de l'utérus. A ce moment les deux doigts de la main gauche quittent la face antérieure du col pour se placer en dessous du museau de tanche et soulever ainsi davantage l'utérus et l'engager plus complètement sous la main droite. Quand la prise est bien faite, il ne reste plus qu'à rabattre le corps utérin sur la symphise pubienne, ce qui n'est nullement douloureux et n'exige aucune force, du moment qu'il s'agit d'une rétrodéviation mobile. La prise, au contraire, est souvent un peu douloureuse ; c'est le seul temps un peu difficile de ce procédé. Une fois que l'utérus a été redressé, on fait quelques pressions circulaires sur sa face postérieure, pendant 3 à 5 minutes, et, pour ma part, je termine la séance

---

[1] Voir *Revue des maladies des femmes*, janvier 1897.

en glissant, sans spéculum, quelques tampons glycérinés en avant du col.

Si les parois utérines manquent de fermeté, si la région de l'isthme en particulier est peu consistante, les pressions exercées sur la face antérieure du col ne déplacent nullement le corps utérin et ne font que transformer la rétroversion en rétroflexion ou qu'exagérer la rétroflexion déjà existante. Dans ce cas, il faut renoncer au procédé de la bascule et recourir au procédé du *soulèvement*, que voici :

Deux doigts de la main gauche sont introduits dans le vagin, la pulpe dirigée en haut, et dépriment le cul-de-sac postérieur aussi profondément que possible, de façon à atteindre une partie aussi haute que faire se peut de la face postérieure de l'utérus. Les doigts soulèvent alors progressivement l'utérus, le désenclavent, amènent le fond de l'organe en avant et au-dessus du promontoire. La main droite fait alors la reconnaissance du fond de l'utérus et glisse derrière lui, comme dans le 2° temps du procédé de la bascule. Dès que la prise est faite, je conseille de déplacer les deux doigts vaginaux du cul-de-sac postérieur pour les porter l'un, dans le cul-de-sac latéral gauche, l'autre, dans le cul-de-sac latéral droit et de soulever ces deux culs-de-sac de façon que la main droite puisse glisser encore plus profondément derrière le corps utérin qui, désormais, ne pourra pas s'échapper, en sorte qu'il sera très vite fait de rabattre le corps utérin sur la symphise. Vers la fin de ce 3° temps, on peut aider au mouvement par une pression sur la face antérieure du col, mais il est important de n'abandonner les culs-de-sac latéraux que quand l'utérus est déjà assez ramené en avant pour ne plus risquer d'échapper à la pression de la main droite. Pressions circulaires sur la face postérieure de l'utérus et tamponnement, comme dans le procédé de la bascule.

La reposition des *rétrodéviations adhérentes* ne doit être essayée que lorsque l'on a appris et exécuté facilement la reposition des rétrodéviations mobiles. Ici, le procédé de soulèvement est seul applicable, mais il faut savoir se contenter de réductions partielles, de plus en plus étendues, il est vrai, en évitant avec grand soin de vouloir faire trop en une seule séance. Il faut ne redresser que peu à peu l'utérus, reconnaître, avec la main externe, les adhérences sur lesquelles on fait quelques pressions frictions très douces, à mesure qu'elles deviennent accessibles au palper bi-manuel. Peu à peu l'utérus acquiert de la mobilité et la main qui comprime l'abdomen pénètre plus profondément le long de la face postérieure de l'organe. Il ne s'agit nullement de déchirer des brides, de rompre avec brutalité les adhérences, mais bien de les allonger progressivement et d'en obtenir la résorption par le massage, comme cela se passe dans la cure des ankyloses articulaires par le même mode de traitement. Cette notion est d'une importance capitale et je ne saurais trop y insister, avec tous ceux qui ont écrit sur la méthode de Thure Brandt. Il est donc indispensable que le médecin se rende exactement compte de la force qu'il emploie ; il peut déprimer la paroi abdominale, si elle résiste, avec une pression progressivement croissante, pour arriver à toucher l'utérus, mais dès qu'il a reconnu le corps utérin il attendra que la malade cesse de contracter les muscles abdominaux, et, la résolution musculaire obtenue, et alors seulement, il fera des pressions très douces, répétées, soutenues, sur les adhérences dont il veut amener la résorption, en activant leur circulation et en modifiant leur nutrition. En procédant avec cette sage prudence, on parvient à mobiliser des rétrodéviations qui semblaient tout à fait rebelles à la reposition, lors du premier examen. Les résultats acquis par la méthode de douceur restent définitifs, alors que l'on sait combien facilement se reproduisent les adhérences sectionnées au bistouri ou déchirées par les doigts de l'opérateur, après laparotomie. C'est que le processus de guérison est très différent dans les deux cas.

B. — L'utérus a été replacé en antéversion physiologique, comment empêcherons-nous le retour de la rétroversion ?

D'abord, en continuant, tant que cela est nécessaire, le traitement de la neurasthénie, cause essentielle du relâchement des ligaments utéro-sacrés, puis en tonifiant directement ces ligaments, en même temps qu'on soigne l'utérus et les annexes pour les complications de la déviation.

La réduction de l'utérus produit, par elle-même, la reposition des annexes et, par suite, entraîne une meilleure circulation, surtout une meilleure circulation veineuse de tous les organes pelviens. Aussi voit-on souvent, dans les quelques semaines qui suivent la reposition, non seulement l'utérus lourd et congestionné revenir à un volume normal, mais encore les trompes et les ovaires, sensibles et augmentés de volume, reprendre leur souplesse et leur volume physiologiques.

Il n'y en a pas moins intérêt à activer ces tendances naturelles vers la guérison par des séances, répétées tous les jours ou tous les deux jours, de massage de l'utérus et des annexes, sous forme de pressions circulaires, ainsi que cela a été décrit à propos de l'instabilité utérine. Une dizaine d'étirements des ligaments utéro-sacrés, suivant la technique déjà indiquée, termineront la séance. On ne négligera pas davantage la gymnastique des abducteurs et des adducteurs (Voir le traitement de l'instabilité utérine). Il va sans dire que si l'utérus s'est plus ou moins déplacé, d'une séance à l'autre, la première manœuvre à faire sera la reposition de l'organe, qui, du reste, devient de plus en plus facile à mesure qu'elle est plus souvent répétée.

Remarquons qu'il n'y a pas de temps perdu pour la malade, puisque, comme nous l'avons déjà dit à plusieurs reprises, le massage utérin exerce une action tonique manifeste sur tout l'organisme et représente un appoint précieux au traitement de la neurasthénie, ce massage étant fait suivant les règles précisées dans le second chapitre de ce volume, en tenant compte de l'état de la tension artérielle, avant et après le massage (Voir, 1re partie, chap. II, page 24.)

Dans la majorité des cas, l'utérus, qui, au début, se déviait en arrière d'une séance à l'autre, reste en avant d'une façon stable, au bout de dix à vingt séances. Il convient alors, si les lésions concomitantes sont réparées, de faire une interruption de huit à quinze jours, sans traitement, pour voir si l'antéversion normale est définitivement acquise.

Souvent on a la satisfaction de constater, après cette période d'attente, que l'utérus se maintient en bonne position, bien que les malades aient repris toutes leurs habitudes de vie active. La marche, la bicyclette, les excursions en montagne, loin de nuire à une bonne statique des organes pelviens sont, au contraire, éminemment favorables à la santé générale d'abord et à un fonctionnement plus énergique, plus efficace, de tout l'appareil suspenseur de la matrice. Il ne saurait y avoir aucun doute à ce sujet, pour quiconque veut se donner la peine d'observer les faits, à une condition toutefois, c'est que tous les exercices corporels soient réglés d'une façon judicieuse et qu'on soumette le sujet à un entraînement progressif, en évitant tout surmenage. Nous aurons l'occasion de revenir sur cette question très importante, à propos de la cure de la clinomanie.

Je connais des malades dont l'utérus, après une seule série de massage, a gardé son antéversion physiologique depuis huit ans, six ans, quatre ans, pour ne parler que des cas les plus anciens. Il en est d'autres chez qui, tous les dix-huit mois ou tous les deux ans, il faut faire quatre à six séances de massage pour qu'elles se maintiennent en parfait état et « ne sentent plus du tout leur utérus ».

On pourrait, peut-être, soutenir théoriquement que l'on peut toujours se passer des *pessaires*, dans les rétro-déviations neurasthéniques. Pratiquement, cette formule est inexacte, pour des raisons qui tiennent soit à la qualité des tissus de la malade, soit à l'ancienneté de sa neurasthénie, dont les causes morales subsistent et ne peuvent malheureusement pas être supprimées par le médecin, soit aux conditions matérielles de l'existence de la patiente qui obligent à se borner au traitement, non le plus complet et le plus rationnel, mais le plus rapide et le moins coûteux.

L'*anneau souple*, dit de Dumontpallier, que l'on emploie encore trop souvent dans la déviation en arrière de l'utérus, ne rend aucun service, en pareil cas, car il ne tend pas le cul-de-sac postérieur du vagin et ne remplace, en aucune façon, l'action déficiente des ligaments utéro-sacrés et, le plus ordinairement, il n'empêche pas la re-production de la déviation et ne tarde pas à être expulsé, au moindre effort que fait la malade.

C'est au *pessaire de Hodge* qu'il faut recourir, et surtout au pessaire de Hodge à dossier surélevé que recommandait et qu'employait le regretté D. Bouilly. D'une très vive intelligence, doué d'un sens clinique très pénétrant, Bouilly savait laisser reposer à propos le couteau de l'opérateur, bien qu'il fût un de nos plus habiles chirurgiens.

Les pessaires en étain malléable sont avantageux pour rechercher la forme qui convient le mieux dans chaque cas; le modèle bien toléré par la malade, car elle ne doit en éprouver aucune gêne, peut être reproduit en aluminium ou en celluloïd, très léger et inaltérable.

Il est bien entendu qu'on ne demande pas au pessaire de replacer l'utérus, qu'il ne doit être employé qu'après réduction parfaite de l'organe, car, autrement, il serait mal toléré et ne servirait à rien. Il est évident également que, pour être utile, il doit être placé correctement, et j'ai eu le regret de constater, plusieurs fois, que des médecins instruits, excellents praticiens pour la médecine générale, étaient très embarrassés pour introduire un pessaire de Hodge et le mettaient tout de travers, non sans quelque dommage pour leur réputation, quand les malades étaient assez intelligentes pour se rendre compte de leur méconnaissance de cette technique pourtant élémentaire.

La place me manque pour reproduire, ici, les règles qui président au choix, à l'introduction, à l'essai, à l'extraction du pessaire de Hodge et aux précautions qu'il nécessite [1]. Je rappellerai seulement que la malade doit, en général, le porter pendant sept à huit mois, au bout desquels la rétroversion n'a, le plus souvent, plus de tendance à la récidive.

J'aurais voulu parler, en terminant, de la prévention des accidents de rétroversion de l'utérus gravide, de la réduction manuelle de cette rétroversion dans les cas pour lesquels le médecin a été consulté trop tardivement et lorsqu'il existe déjà des phénomènes de compression des organes voisins, enfin de la prophylaxie de la récidive après

---

[1] Voir : *Revue des maladies des femmes*, sept. et oct. 1897.

l'accouchement. Pour cette dernière, nous avons vu, à propos de la première variété de rétrodéviation neurasthénique des multipares, les indications à remplir et que je rappelle une dernière fois : tonifier l'accouchée, surveiller l'involution utérine, éviter la congestion pelvienne, maintenir l'utérus en bonne position dès qu'il montre les premières tendances à se dévier en arrière, fortifier enfin les ligaments utéro-sacrés à mesure qu'ils se reconstituent. Développer ces différents points nous entraînerait trop loin et je dois arrêter ici l'exposé de cette question, si importante et si peu connue encore, des troubles de statique utérine d'origine neurasthénique.

CHAPITRE QUATRIEME

LES GRANDES NÉVRALGIES PELVIENNES

Quelques mots sur le traitement de l'hystérie.—Etude plus complète du traitement de la neurasthénie : règlement de vie, régime alimentaire, toniques généraux : massage ; électricité ; hydrothérapie ; arséniate de strychnine ; injections hypodermiques de sérum artificiel.

Les doses de sérum à employer chez les neurasthéniques.— Pourquoi il n'y a pas à craindre les accidents de rétention chlorurée,chez ces malades.

Nous continuons notre étude des répercussions de la neurasthénie sur l'appareil génital de la femme.

Après avoir montré quels sont les troubles de statique utérine d'origine neurasthénique, il convient d'aborder l'exposé des troubles douloureux liés à l'épuisement du système nerveux central, ou autrement dit, des grandes névralgies pelviennes.

Sous ce nom, on s'accorde actuellement pour désigner les phénomènes douloureux répondant aux caractères suivants :

1° Ce sont des phénomènes douloureux d'une grande intensité ;

2° Ils sont tenaces et rebelles aux moyens ordinaires de traitement ;

3° Ils sont hors de proportion avec la gravité réelle des lésions locales ;

4° L'état névropathique des sujets permet de comprendre le paradoxe qui semble exister *à priori* entre l'intensité et la ténacité de la douleur d'une part, et le peu de gravité des lésions causales, d'autre part.

La neurasthénie et l'hystéro-neurasthénie revendiquent, d'après mes observations personnelles, les 2/3 des cas dénommés « grande névralgie pelvienne », l'hystérie pure n'intervenant que chez 1/3 de ces malades.

Il serait d'une logique rigoureuse de me borner strictement, ici, à l'étude des grandes névralgies pelviennes, chez les neurasthéniques. Je demande cependant la permission de laisser à la question toute son ampleur et de l'exposer dans son ensemble, reprenant et complétant la description que j'en ai déjà faite, en janvier 1893 [1], à une date où le sujet était tout nouveau et donnait lieu aux discussions les plus passionnées.

La question des grandes névralgies pelviennes a été, en effet, mise à l'ordre du jour, par une discussion soulevée à la *Société de chirurgie* (séances des 9 et 16 décembre 1892), à la suite d'une communication de M. Richelot, qui, le premier, a employé ce terme un peu vague, mais désormais bien précisé, comme nous l'avons vu au début de ce chapitre.

A la Société de Chirurgie, on avait vaguement parlé de femmes névropathes, ayant de très vives douleurs pelviennes, douleurs continues, tenaces et rebelles, et présentant des organes génitaux sains ou peu malades. Il faut faire, disaient les uns, l'hystérectomie vaginale pour combattre cet état ; nous donnons la préférence à la castration tubo-ovarienne, disaient les autres ; un certain nombre, et non des moins autorisés, disaient qu'il ne faut pas intervenir du tout. Mais alors, faut-il laisser souffrir les malades, sans essayer de les guérir, ou tout au moins de les soulager, si on se range du côté des non-interventionnistes ? J'ai cru pouvoir affirmer, dès le début, qu'un traitement médical bien conduit permettait d'améliorer les grandes névralgies pelviennes et je suis de plus en

---

[1] J. BATUAUD. — Séméiologie et traitement des grandes névralgies pelviennes, Communication à la Soc. méd. de l'Elysée, séance du 9 janvier 1893 (*Revue des maladies des femmes*, janvier 1893).

plus convaincu, par l'observation suivie des malades, que ces cas incurables sont tout à fait exceptionnels. Nous le verrons du reste en complétant les faits que j'ai publiés dans mon premier travail sur ce sujet.

HISTORIQUE. — Si la dénomination de « grande névralgie pelvienne » est de création récente, ce n'est pas à dire qu'il s'agisse d'un état pathologique non encore observé jusqu'à ces derniers temps ; bien au contraire, c'est une affection qui a été longuement décrite et sur laquelle on a beaucoup discuté depuis 1831, époque à laquelle Gooch [1] donna la première description de l'*utérus irritable*. Il s'agit, d'après cet auteur, d'une douleur profonde, à la partie inférieure de l'abdomen, dans le dos, dans les reins ; cette douleur continue, d'une intensité variable, augmente pendant la marche et dans la station debout et diminue généralement dans la position horizontale [2] ; elle s'exagère peu avant les règles et pendant leur durée [3] ; elle rend les rapprochements du mariage impossibles et très douloureux. A l'examen local on ne trouve aucune lésion [4] de l'utérus, mais le col et le corps de cet or-

---

[1] GOOCH. — *On the more important diseases peculiar to women*, 2ᵉ édition, London, 1831, p. 310.

[2] Remarquons combien ces derniers caractères s'appliquent étroitement aux douleurs des neurasthéniques et des entéroptosiques en particulier (J. B.).

[3] On sait, maintenant, qu'un grand nombre de dysménorrhées sont d'origine névropathique, et sont indépendantes de toute lésion locale (J. B.).

[4] Faisons immédiatement les réserves nécessaires au sujet de l'absence de lésion utérine. Ainsi que nous le montrerons plus loin, est plus exact de dire que les grandes névralgies pelviennes accom-

ganc sont d'une exquise sensibilité à la moindre pression.
L'affection est particulièrement tenace et rebelle au traitement ; elle récidive avec la plus grande facilité.

Churchill [1], auquel j'emprunte l'analyse qui précède,
admet comme exacte la description de Gooch et réfute
l'opinion de Dewees, Davis, Guilbert, Scott, Montgom-
mery, qui considèrent l'utérus irritable comme une inflammation chronique de l'utérus et non comme une simple
névralgie.

Le rôle de l'utérus irritable est considérablement exagéré dans un livre curieux à lire, parce que c'est un de
ceux où on trouve la description la plus complète des ré-
flexes utérins, je veux parler du traité de Hodge [2], publié en 1868. A propos de l'utérus irritable, l'auteur passe
en revue toute une série de symptômes généraux (irritation spinale, irritation cérébrale, langueur, névralgies diverses, hyperesthésie de la peau, convulsions, désordres
intellectuels et cérébraux, etc.), que nous n'hésitons pas
aujourd'hui à rattacher aux deux grandes névroses dont
le rôle est si considérable en la matière : l'hystérie et la
neurasthénie. Il y a dans cet ouvrage, dans lequel plus
de 3oo pages sont consacrées à l'utérus irritable, à côté
d'exagérations manifestes et d'interprétations évidemment
erronées, des considérations bien intéressantes sur le rôle
du médecin qui entreprend la tâche ardue de soigner des

pagnent non pas les grosses lésions génitales, mais bien les petites
lésions utéro-annexielles et surtout les lésions péri-utérines et péri-
annexielles (J. B.).

[1] CHURCHILL. — *Traité pratique des maladies des femmes*, trad. franc.
de Wieland et Dubrisay, Paris, Baillière et fils, 1866, p. 260.

[2] HODGE. — *On diseases peculiar to women, including displacements of
the uterus*, Philadelphia, Henry C. Lea, 1868.

femmes névropathes atteintes de « grande névralgie pelvienne » !

A mesure que les lésions de l'utérus et de ses annexes
étaient mieux connues, le rôle de l'utérus irritable et de
l'irritation ovarienne s'amoindrissait. En 1881, Courty[1],
dans la 3ᵐᵉ édition de son *Traité des maladies de l'utérus*,
ne consacre que quelques pages à la *névralgie utérine* ou
hystéralgie, qu'il considère comme étant l'affection décrite
par Gooch sous le nom d'utérus irritable.

Dès lors la tendance des gynécologues a été de plus en
plus de supprimer la névralgie utérine du cadre nosologique ; cette affection a disparu de tous les traités spéciaux
publiés dans ces dernières années, jusqu'à la communication de M. Richelot. Les traités, parus depuis lors, lui
consacrent quelques lignes, en acceptant la définition que
j'en donnais au début de ce chapitre.

On voit que les grandes névralgies pelviennes ont existé
depuis longtemps. Mais, faut-il prendre ce terme dans un
sens étroit et nier toute lésion locale, dans ces cas ? Je ne
le crois pas, du moins en ce qui concerne les neurasthéniques. En d'autres termes, j'admets que le syndrome clinique : grande névralgie pelvienne, peut exister, chez les
hystériques, en dehors de toute lésion utéro-ovarienne,
mais, d'après ce que j'ai observé, il y a presque toujours,
chez les neurasthéniques, de petites lésions : congestion
chronique, changement de position, adhérences autour
de l'utérus, autour des trompes et des ovaires ; ce sont ces
lésions qui entretiennent l'état douloureux et il convient
de les rechercher, avec un soin minutieux, pour les combattre par un traitement approprié, si on veut arriver à un

---

[1] Courty. — *Traité pratique des maladies de l'utérus*, etc., 3ᵉ édition, Paris, 1881, p. 543.

résultat satisfaisant. Plus j'observe ces malades, plus je suis convaincu de l'importance des adhérences pelviennes, comme cause souvent méconnue de douleurs tenaces et d'impotence fonctionnelle.

ÉTUDE CLINIQUE DES GRANDES NÉVRALGIES PELVIENNES. — Les grandes névralgies pelviennnes ne sont pas rares dans la clientèle des grandes villes, dans ces milieux de surmenage physique et moral tout à fait favorables au développement des états névropathiques. Je pourrais, pour ma part, en citer nombre de cas ; néanmoins, je me bornerai à reproduire l'histoire des douze malades citées dans mon premier travail, en complétant les observations publiées, il y a dix ans, par les renseignements que j'ai pu avoir sur la suite des observations. J'ai eu l'occasion de revoir, à des dates plus ou moins rapprochées, toutes ces malades, ce qui me permet de constater les résultats éloignés du traitement que je décrivais en 1893, et, dans un pareil sujet, il n'est pas indifférent de parler de faits récents ou bien, au contraire, de faits suivis pendant une période de dix à quinze années.

Aucune de ces malades n'était exempte d'une tare névropathique ; quatre d'entre elles étaient des hystériques franches ; six étaient neurasthéniques sans trace d'hystérie ; chez les deux dernières enfin, il y avait concomitance de l'hystérie et de la neurasthénie.

OBS. I. — L'un des malades de la première catégorie, *hystérique* franche, m'avait été confiée par M. le Dr Gaucher, au mois de novembre 1889. Elle se plaignait de douleurs atroces, intolérables, disait-elle, dans les deux côtés du bas-ventre.

Je n'eus qu'à confirmer le diagnostic porté par notre distingué confrère : *sténose du col, endométrite* et *salpingite double.*
La malade, dont les douleurs dataient de 3 ans déjà, était
devenue *morphinomane*, depuis un an environ. La salpingite
était récente, de moyenne intensité, je crus pouvoir répondre
de la guérison. Les injections chaudes, les dilatations du col,
les pansements vaginaux et intra-utérins n'ayant pas amené
de guérison complète et les règles continuant à être très douloureuses en raison de la sténose du col, je proposai de débri-
der largement le col utérin sur les deux côtés, d'exciser une
petite portion de la lèvre antérieure, de façon à éviter la récidive de la sténose, et enfin de faire, dans la même séance, le
curettage sans abaissement. L'opération fut acceptée et faite
au mois de février 1890. Les règles vinrent, un mois après,
et ne furent pas douloureuses. Dès ce moment les trompes
étaient revenues à leur état normal et les ovaires, qu'on sentait
facilement par l'examen bi-manuel, semblaient eux-mêmes
normaux. Je m'attendais à voir les douleurs disparaître complètement ; elles persistèrent néanmoins, quoique très atténuées, et la malade continuait à se plaindre, comme par le
passé. Au mois de juin, j'étais résolu à cesser mes soins, ne
voyant aucune raison de faire un traitement local plus prolongé, puisque je ne constatais plus aucune lésion locale. Une
consultation eut lieu avec M. le Dr Bouilly qui constata,
comme moi, l'intégrité des organes génitaux. M. Bouilly
conseilla une cure à Néris ; son conseil fut suivi. A son retour
de Néris, la malade, souffrant toujours un peu dans le ventre,
consulta un autre chirurgien qui lui proposa l'ablation des
annexes, en lui affirmant qu'elle était stérile à tout jamais.
L'opération ne fut pas faite, heureusement, car cette jeune
femme nullipare et désirant beaucoup une grossesse, devenait
bientôt enceinte et accouchait à terme, sans complication
aucune, au mois de novembre 1891.

Cette observation donne lieu à des remarques intéressantes.

Et tout d'abord il s'agissait bien d'une grande névralgie pelvienne, car les douleurs accusées par la malade étaient « atroces, intolérables ». Ces douleurs indiquaient toujours d'après elle, une affection d'une gravité exceptionnelle, mettant sa vie en danger, dont elle ne guérirait jamais, etc. les douleurs, légitimes au début, en tenant compte toutefois de l'exagération que mettent toutes les hystériques dans leurs descriptions imagées, n'étaient plus, dès le mois de mars 1890, en rapport qu'avec des lésions tout à fait insignifiantes des organes pelviens. Ce qui prouve bien, du reste, l'exactitude de cette appréciation, c'est que la malade put, bientôt, devenir enceinte et accoucher à terme, sans aucune complication. Je crois même qu'elle eut, depuis lors, une seconde grossesse, normale comme la première.

Et cependant cette malade avait une telle conviction en parlant de ses souffrances qu'elle en arriva à influencer un éminent chirurgien, au point de se faire proposer l'ablation des annexes ! Il ne fallut rien moins que l'autorité qu'avait le Dr Gaucher, sur la patiente et sur son entourage, pour éviter cette opération, fâcheuse à bien des points de vue, et, en tout cas, déplorable pour ses désirs de maternité.

Remarquons enfin que, pour avoir eu recours à la morphine dans une de ses crises de dysménorrhée, la malade devint rapidement morphinomane. La morphinomanie fut, chez elle, aussi difficile à guérir, sinon plus, que l'affection pelvienne qui causait ses douleurs. Tant il est vrai, comme je l'ai dit plusieurs fois, au cours de cette étude, qu'il ne faut jamais employer la morphine contre les états douloureux chroniques, chez les névropathes, et chez les hystériques encore moins peut-être que chez les neurasthéniques.

Obs. II. — La seconde hystérique, multipare âgée de 42 ans [en 1893], se plaignait également de douleurs atroces dans le bas-ventre, douleurs continues, empêchant la marche et la station debout, douleurs s'exagérant au moment des règles, qui étaient d'ailleurs normales comme périodicité et comme quantité de sang perdu. A l'examen local, je ne trouvai que de l'*étroitesse* et des *flexuosités du canal cervical*, quelques *kystes de Naboth* sur le col et enfin un peu d'*abaissement de l'utérus* en antéversion normale. Pendant que je pratiquais l'hystérométrie, la malade me fit remaquer que l'exploration exagérait les douleurs qu'elle éprouvait dans le genou droit. Elle avait eu, à ce niveau, disait-elle, une arthrite qui avait résisté à plusieurs mois d'immobilisation dans une gouttière de Bonnet et à des révulsions de toutes sortes. J'examinai l'articulation du genou que je trouvai à peu près normale, sauf quelques adhérences péri-articulaires sans importance et une grande sensibilité à la pression de la région, sans localisation à l'interligne articulaire. Légère atrophie musculaire au-dessus et au-dessous du genou. Il s'agissait, à n'en pas douter, d'une arthralgie hystérique. Sans me préoccuper de cette complication, je soumis la malade à un traitement général consistant en frictions sèches sur tout le corps, bains de tilleul deux fois par semaine, administration du valérianate d'ammoniaque ; comme traitement local, je scarifiai les kystes de Naboth, je dilatai le col avec des dilatateurs métalliques et je touchai le canal cervical avec une solution de résorcine et de cocaïne ; je fis enfin des massages de l'utérus suivis de pansements à la glycérine boriquée. Comme chaque dilatation du canal central déterminait des irradiations douloureuses dans le genou, j'en profitai pour affirmer que l'arthralgie était sous la dépendance de l'état du col. Suggestion ou non, l'arthralgie diminua peu à peu en même temps que les douleurs pelviennes, si bien qu'actuellement la malade fait des courses à pied et monte des escaliers assez facilement. Cliente de la station de Néris depuis plusieurs années, elle y a fait une nouvelle saison, l'été dernier, et l'amélioration de son état a étonné beaucoup les personnes qui l'avaient vue, les années précédentes. Les douleurs du bas-ventre n'existent plus maintenant que pendant les jours qui précèdent les règles, encore sont-elles très atténuées. Nous faisons encore quelques dilatations et quelques massages, tous les mois.

J'ai eu l'occasion de revoir cette malade, de loin en loin, un certain nombre de fois depuis 1893. La guérison s'est maintenue parfaite. La malade, très sportive, a pu reprendre la vie au grand air, monter à cheval, faire de la bicyclette, etc. et sa santé générale s'est notablement améliorée. La ménopause est survenue, sans complications, en 1902.

OBS. III. — La troisième malade est une jeune femme dont l'hystérie s'est révélée pendant des accidents d'*infection puerpérale grave*, lors de son premier accouchement au mois d'avril dernier [1892]. Je lui donne des soins depuis le mois d'octobre. Depuis son accouchement elle conservait des douleurs violentes dans le bas-ventre, douleurs en rapport avec des *adhérences des annexes du côté gauche*, sans lésions inflammatoires considérables. Dès les cinq ou six premières séances de massage, l'amélioration a été considérable au point de vue des douleurs et au point de vue de la marche, alors même que je ne constatais pour ainsi dire aucune diminution des adhérences. Au bout d'une douzaine de séances la malade reprenait sa vie habituelle. Nous continuons encore le traitement, deux fois par semaine, parce que l'utérus n'a pas encore repris toute sa mobilité [janvier 1893].

Cette malade est la femme d'un de mes confrères et amis ; j'ai donc pu la suivre régulièrement depuis l'époque où cette observation fut publiée. Ainsi qu'on pouvait l'espérer, en janvier 1893, sa grande névralgie pelvienne a guéri radicalement. Il y a bien eu, à plusieurs reprises, èn 1894 et en 1895, une légère récidive, mais, chaque fois, quelques séances de massage ont suffi à calmer la sensibilité locale. Depuis 1896, nous n'avons pas observé une seule période douloureuse qui vaille la peine d'être notée.

Obs. IV. — Hystérique atteinte depuis longtemps de névralgie pelvienne. Elle se fait soigner plus ou moins irrégulièrement depuis vingt ans. Je ne constate qu'une très légère *endométrite*, un peu de *rétraction du ligament large droit* avec un *abaissement* peu marqué de l'utérus. Des pansements glycéro-ichthyolés, des massages ont amené une certaine amélioration, parfois très grande pendant quelques semaines, puis les douleurs reparaissent sans explication plausible ; mais, comme les périodes douloureuses sont de plus en plus courtes, peutêtre arriverons-nous à un résultat satisfaisant en persévérant dans la même voie. Des pessaires variés avaient été essayés, avant moi, et n'avaient pu être tolérés. La malade est diabétique azoturique [janvier 1893].

L'amélioration de la grande névralgie pelvienne fut continue, en effet, dans ce cas, à ce point qu'au mois de mars suivant, la malade reprenait sa vie active et ne se plaignait plus de son ventre. Après une cure à Vichy, sa glycosurie disparut, ainsi que l'azoturie et la malade engraissa de 6 kilogrammes dans l'année 1894. En 1896, j'eus à la soigner, de nouveau, pour des hémorrhagies de la ménopause qui cédèrent à des applications intrautérines de solution normale de perchlorure de fer. Depuis lors, la régression sénile s'est faite, d'une façon physiologique et il n'a plus été question de grande névralgie pelvienne. J'ai revu la malade, cette année, pour des troubles gastro-intestinaux tout à fait indépendants de son affection génitale. Ici, encore, le succès fut donc définitif.

Obs. V et VI. — Parmi les neurasthéniques atteintes de
« grande névralgie pelvienne » que j'ai eu l'occasion de
traiter, les deux premières sont particulièrement intéressantes
en ce que, chez toutes deux, les douleurs persistèrent, sans
aucune amélioration, après la guérison de l'*endométrite* qui
semblait être la cause de ces douleurs. Un curettage très
soigneux, avec excision des ectropions et hersage du canal
cervical, avait fait disparaître tous les symptômes locaux de
l'endométrite, la leucorrhée avait cessé, les règles s'étaient
régularisées et les hémorrhagies antérieures ne s'étaient pas
reproduites. Malgré cela, les malades continuaient à se plaindre
de vives douleurs dans les reins et dans les bas-ventre ; elles
étaient incapables de quitter la position horizontale, la station
debout suffisant à exacerber les douleurs ; elles présentaient,
en outre, toutes les deux, de la céphalalgie, de l'insomnie, de
l'amyosthénie, des troubles dyspeptiques accentués, en un
mot, l'ensemble des symptômes ordinaires de la neurasthénie.
Comme lésion locale, il persistait seulement quelques *adhérences péri-utérines et péri-annexielles*, l'utérus et les annexes,
étant chez toutes deux, une bonne position. Je n'hésitai pas à
rattacher les douleurs à ces quelques adhérences, auxquelles
l'état névropathique des malades donnait une importance plus
considérable qu'à l'ordinaire. Au bout de quelques séances
de massage pelvien, les douleurs s'atténuaient notablement.
Tout en continuant le massage, je fis une série de transfusions
hypodermiques de sérum artificiel, pour combattre spécialement la neurasthénie ; j'instituai un régime alimentaire spécial, je réglai la quantité d'exercice que la malade devait faire
chaque jour. Au bout de deux mois de traitement environ, la
guérison était complète, et elle ne s'est pas démentie depuis
2 ans [janvier 1893].

Avec ces deux malades, nous revenons sur notre terrain
habituel de la neurasthénie, terrain solide, car, ici, la
suggestion ne peut jouer aucun rôle thérapeutique. Ces
deux malades avaient des douleurs vives, les condamnant

La neurasthénie   7 à rester continuellement étendues, car la position horizontale, seule, calmait ces douleurs, ainsi que le signalait Gooch [1] dans sa description de l'utérus irritable. Or, dans ces deux cas, ainsi que l'a démontré l'influence rapidement efficace et définitivement curative du massage, la grande névralgie pelvienne était bien liée aux *adhérences péri-utérines et péri-annexielles* notées dans l'examen local. Il ne s'agissait donc pas de névralgie essentielle de l'utérus ou de l'ovaire et il y avait une lésion locale, peu importante en elle-même, il est vrai, mais suffisante pour expliquer les douleurs et l'impotence fonctionnelle, chez des neurasthéniques qui associent si fréquemment de grandes douleurs à de petites lésions.

Depuis 1893, j'ai observé plusieurs cas tout à fait analogues à ceux que je viens de rappeler, et toujours la disparition des phénomènes de grande névralgie a été obtenue par le traitement manuel des adhérences pelviennes. Dans d'autres circonstances, c'était la *douglassite* qui dominait ou qui persistait seule après guérison de la péri-métrite et de la péri-salpingo-ovarite. Il faut donc la rechercher avec soin.

J'ai eu enfin, dans le même ordre d'idées, l'occasion de voir trois cas de « grande névralgie pelvienne » : après ablation des annexes seules, dans deux cas ; après hystérectomie vaginale, dans un cas. Là encore, c'étaient les adhérences pelviennes, la péritonite localisée autour de ce qui restait des organes génitaux qu'on pouvait incriminer, à juste titre, puisque le massage, en restituant aux intestins leur mobilité normale, dans le bassin, faisait disparaître les phénomènes douloureux. L'hystérectomie abdominale sub-totale, avec ablation complète des an-

---

[1] Gooch, *loc. cit.*

nexes, ne met pas, elle-même, à l'abri d'une récidive ·de grande névragie pelvienne, car le petit moignon utérin laissé en place peut être le point de départ de douleurs très vives, ainsi que j'en voyais un exemple, récemment.

Obs. VII. — Neurasthénique arrivée à la période de la ménopause, se plaignant depuis sept ou huit ans de douleurs pelviennes qui ne font que s'accentuer avec le temps. Reste, presque toute la journée, étendue sur une chaise longue, se sentant fatiguée au moindre effort et les douleurs dans le ventre augmentant à la moindre marche. On lui a déjà fait un curettage, il y a six mois (1892), sans résultat. Comme lésion locale, je ne trouve qu'une grande sensibilité de l'utérus et des annexes du côté gauche ; l'utérus est en *anté-version fixe* et légèrement porté à gauche par *rétraction du ligament large* de ce côté ; l'orifice interne est très étroit, comme cela arrive fréquemment à la ménopause.

Le traitement local a consisté à dilater le canal cervical, à mobiliser et à masser l'utérus ; j'ai fait, en outre, des pansements vaginaux à la glycérine ichthyolée et des applications de pommade à l'ichthyol sur le bas-ventre. Contre la neurasthénie, frictions sèches et hydrothérapie (que la malade faisait du reste déjà depuis trois mois).

L'amélioration a été rapide depuis deux mois que je soigne la malade (deux séances par semaine) ; les douleurs dans le ventre n'existent plus qu'après les grandes fatigues ; la malade a repris à peu près complètement sa vie ordinaire (janvier 1893).

Le traitement a été continué encore pendant deux mois et la guérison a été complète. Depuis lors, il n'y a pas eu de récidive, du moins à ma connaissance, car je n'ai pas revu la malade depuis six ans.

Obs. VIII. — La 8ᵉ observation a rapport à une malade d'une trentaine d'années (1893), neurasthénique depuis longtemps, mais ne souffrant dans le ventre que depuis le mariage. Pas d'enfants ni de fausse couche. *Endométrite légère, sténose* de l'orifice externe, col conique, *utérus* en antéversion mobile, mais *abaissé* sur le plancher vaginal. Pas de lésions perceptibles des annexes.

Je l'ai soignée, pour la première fois, en 1890 ; au bout de quelques semaines de pansements glycéro-boriqués, d'injections chaudes, de dilatations et d'attouchements du canal cervical et de la cavité utérine, avec une solution concentrée de résorcine, l'endométrite pouvait être considérée comme guérie. Un pessaire en anneau fut placé sous le col pour remédier à l'abaissement et la malade retourna en province.

Je la revis, six mois plus tard, au moment des vacances. Le pessaire avait été mal supporté et avait déterminé de la vaginite. Nous prîmes l'avis de mon maître, M. le Dʳ Chéron, qui conseilla une saison à Luxeuil. Amélioration légère, mais la marche et la voiture réveillaient toujours les douleurs dans le ventre comme auparavant.

En janvier 1891, pendant un mois, une séance de massages tous les jours, pour combattre l'abaissement. Amélioration rapide, mais malheureusement de courte durée : au bout de trois mois, retour de l'abaissement et des douleurs.

Une nouvelle saison à Luxeuil ne donne encore que de médiocres résultats.

En janvier 1892, nous faisons une nouvelle série de massages et, cette fois, nous adjoignons au traitement local, d'après l'avis de M. Chéron, une transfusion hypodermique quotidienne de 5 grammes de sérum artificiel.

La malade est grandement améliorée et, au mois d'août, au lieu d'aller à Luxeuil, elle me demande de faire une troisième série de massages et de transfusions. Cette fois, le résultat fut satisfaisant, la marche devint facile, ainsi que la station debout ; l'amyosthénie fut notablement diminuée, la malade devint plus gaie, plus active qu'elle n'avait jamais été.

A mesure que la neurasthénie diminuait, la névralgie pelvienne diminuait aussi. Depuis lors, la guérison ne s'est pas démentie.

J'ai revu cette malade, à différentes époques, depuis que cette observation a été publiée, et, pour la dernière fois, cette année (1903). Elle a eu, à plusieurs reprises, de courtes récidives de neurasthénie, se traduisant surtout par des phénomènes d'atonie gastro-intestinale, mais l'état génital est resté parfait et les douleurs pelviennes internes, qui obligeaient la malade à passer sa vie couchée ou étendue sur une chaise longue, n'ont pas reparu depuis dix ans.

Obs. IX. — *Neurasthénique nullipare atteinte d'endométrite légère avec dextroposition par rétraction du ligament large droit.* Le traitement local a consisté en pansements glycérinés, scarifications du col, attouchements de la cavité utérine avec une solution de résorcine concentrée, et en massages, deux fois par semaine. Le mari, fils d'un de nos confrères de la banlieue, a appris à faire les transfusions hypodermiques de sérum artificiel et en a fait une de 5 grammes, tous les jours, pendant les six premiers mois, et une, tous les deux jours, depuis. Amélioration lente, mais graduelle ; guérison à peu près complète au bout d'un an.

La malade de l'observation IX est restée également sans rechute du côté génital. Il y a deux ans, à la suite de vives douleurs morales, elle a, de nouveau, présenté des phénomènes neurasthéniques qui me faisaient craindre un retour de sa névralgie pelvienne. Un traitement hydrothérapique régulièrement suivi, pendant quatre mois, a remonté les forces de la malade et la récidive a pu, ainsi être évitée. Je sais que l'état actuel est satisfaisant

Obs. X. — Jeune femme neurasthénique depuis un accouchement, sans complications graves, il y a quatre ans (Obs. rédigée en 1893). Consécutivement, *endométrite* et *rétroversion légère*, non adhérente. Curettage, en avril 1891. Les douleurs pelviennes persistent après l'opération, pratiquée par un des chirurgiens les plus connus de Paris. Au commencement de juin de la même année, n'éprouvant aucun soulagement de ses douleurs, la malade consulte mon maître, M. le D⁻ Chéron, qui me charge de lui faire des massages. Au début du traitement, elle ne pouvait marcher plus de dix minutes sans être obligée de s'asseoir, éprouvant des tiraillements douloureux dans le ventre avec sensation de douleur interne et de pesanteur. Au bout de trente massages (un par jour), la malade, très améliorée, capable de faire une course de 1/2 heure à 3/4 d'heure et de rester debout pendant 7 à 8 heures par jour, quitte Paris pour retourner à la campagne. Pendant deux mois, situation assez bonne, puis peu à peu retour des douleurs, moins accentuées cependant qu'avant les massages. Pendant le mois de septembre (1891), vingt massages ; de nouveau, amélioration considérable qui persiste pendant quatre mois. L'année suivante (1892), j'ai revu la malade tous les trois mois environ, faisant encore, à chacun de ses voyages, quelques séances de massage. L'état est loin d'être ce qu'il était au début du traitement, mais cependant la guérison n'est pas complète. Les frictions sèches, l'hydrothérapie, l'arséniate de strychnine, les transfusions hypodermiques, tout cela n'a pu venir à bout de sa neurasthénie. J'ai voulu confier cette malade à un neuropathologiste pour la soumettre à l'électricité statique, mais je n'ai pas pu la décider à accepter d'autre traitement, les massages étant, à son avis, la seule thérapeutique qui ait diminué ses douleurs (1893).

Ainsi qu'on vient de le voir, je comptais peu sur la guérison complète de cette malade. Cependant, en 1894, elle restait dans un état de santé peu satisfaisant, lorsque, son mari étant mort après une courte maladie, elle vint habiter Paris et put se soumettre à un traitement régulier pendant quelques mois consécutifs. Cette fois, et à ma grande surprise, les progrès furent rapides ; l'utérus tenait bien en antéversion normale, les douleurs pelviennes s'atténuaient progressivement, les forces revenaient et permettaient de plus en plus la reprise d'une vie active. Depuis 1895, la malade que j'ai revue, à intervalles plus ou moins éloignés, jusqu'à ces derniers temps, n'a plus de grande névralgie et vit, en définitive, comme tout le monde. Ce cas que je comptais, en 1893, comme un demi-insuccès, s'est donc terminé par une guérison lente, mais durable.

Obs. XI. — Jeune femme multipare, neurasthénique et hystérique (hémianesthésie gauche) avec prédominance de la neurasthénie. Grande névralgie pelvienne en rapport avec une *rétroversion mobile*. L'hydrothérapie bien faite, dans ce cas, n'avait pas amélioré beaucoup sa situation. Après une trentaine de séances de massage, la marche était devenue plus facile, les douleurs ne reparaissaient plus qu'au moment des règles. La malade va passer deux mois au bord de la mer, malgré mon avis ; elle revient beaucoup plus neurasthénique, sa rétroversion se reproduit peu à peu, les douleurs sont continues. Nous reprenons les massages au mois d'octobre ; amélioration rapide. J'ajoute au traitement manuel les transfusions hypodermiques de sérum artificiel, à partir du mois de novembre. Actuellement (1893), les forces sont revenues, la névralgie ne reparaît plus qu'au moment des règles, et voilà deux mois que la rétroversion ne s'est pas reproduite.

J'ai eu des nouvelles de cette malade l'année dernière (1903), et je puis dire que la guérison s'est maintenue jusqu'à cette date.

Obs. XII. — Neurasthénie grave avec hystérie. Névralgie pelvienne très rebelle, survenue brusquement au mois de juin 1889, à la suite de crises nerveuses déterminées, dit la malade, par l'absorption de 20 gouttes de Viburnum prunifolium ; jusqu'à cette date, la malade, qui avait fait une fausse couche au mois de décembre 1888, et qui avait eu, à la suite, une endométrite légère avec rétroversion, continuait cependant à se livrer à ses occupations habituelles. Quand je la vois, pour la première fois, au mois de mai 1890, je constate uniquement une *rétroversion adhérente* avec le rectum ; pas trace de lésion des annexes ; pas de signes d'endométrite actuelle. Cet examen, comme tous ceux d'ailleurs qu'elle avait subis depuis près d'un an qu'elle ne quittait pas son lit ou sa chaise longue, lui occasionna, pendant quatre jours, des douleurs violentes dans le ventre et des crises d'étouffement accompagnées de migraines et de nausées. Je lui proposai de faire des pansements glycéro-boriqués et d'appliquer des pointes de feu sur la partie inférieure de l'abdomen, de façon à calmer les douleurs, afin d'arriver le plus tôt possible au massage et à la réduction de la rétroversion. Depuis plus de deux ans que je soigne cette malade, il m'a été impossible de faire un autre traitement local que les pansements glycéro-boriqués ; toutes les fois que j'ai voulu tenter le moindre examen, il y avait 4 à 5 crises de douleurs atroces ; si bien que je me suis vu contraint à ne pas intervenir plus énergiquement. Au mois de février 1892, M. Bouilly vit la malade, confirma mon diagnostic et conseilla de s'en tenir au traitement que j'appliquais, en y adjoignant, si possible, l'hydrothérapie. Au mois de juillet, la malade était assez améliorée pour pouvoir venir s'installer près d'un établissement d'hydrothérapie ; en juillet et en août, elle fit un traitement régulier, par les douches écossaises d'abord, puis par les douches froides. Depuis ce temps, l'amélioration s'est encore un peu accentuée. Actuellement, après plus de deux ans de traitement, la malade est capable de rester levée depuis dix heures du matin jusqu'à minuit et d'aller et venir dans son appartement, pendant quatre à cinq heures par jour, sans éprouver de douleurs. Si elle essaie de rester debout plus longtemps, la douleur réapparaît. J'ai essayé, à plusieurs reprises, de supprimer mes visites, mais la malade se déclare tellement soulagée par les pansements et manifeste un tel désespoir quand je parle de cesser mes soins que je n'ai pas la cruauté de l'abandonner. Néanmoins l'amélioration graduelle qui s'est produite dans son état me fait espérer que, dans quelques mois, je pourrai tenter le massage et peut-être arriver à la guérison (1893).

Dans ce cas, et contrairement à ce qui est arrivé pour la malade de l'observation X, mon pronostic s'est trouvé trop favorable pour la suite des événements. En 1894, en effet, alors que l'amélioration avait continué jusque-là, sous l'influence d'une grande douleur morale, les douleurs pelviennes ont repris une nouvelle intensité et il y eut une rechute très grave pendant plusieurs mois. En 1895, nouvelle amélioration très nette, pendant l'été, la malade ayant pu faire des sorties régulières à pied et suivre un traitement d'hydrothérapie qui fut des plus utiles. En 1896, la situation reste assez bonne, mais il y a une petite rechute à la suite de douches trop vigoureusement appliquées. De 1896 à 1899, état stationnaire. Au commencement de 1900, perte d'une personne de la famille très aimée de la malade ; nouvelle rechute, puis de nouveau amélioration. Il semblait que l'on allait enfin sortir de toutes ces misères, lorsque, sans autre cause que l'approche de la ménopause, ainsi que l'avenir l'a démontré, nous voyons survenir une entérite glaireuse, à forme diarrhéique, d'une intensité telle que, pendant quelques mois, la vie de la malade paraît compromise. Repos presque absolu, régime lacté intégral, diminution des forces. Aucune amélioration pendant les années 1900, 1901, 1902 ;

les règles s'étaient espacées d'abord, puis ont complètement cessé depuis trois ans. Actuellement, les diarrhées sont
relativement rares, les selles glaireuses ou sableuses sont
bien moins fréquentes, mais la reprise de la vie active n'a
pu être obtenue, nous en sommes là au mois de mars
1894, et il faut bien considérer ce cas comme un insuccès
complet.

C'est le seul, comme on a pu le voir, sur les douze observations détaillées, suivies pendant une longue période,
rapportées dans cette étude. Je n'en ai pas vu un autre
aussi rebelle et aussi tenace et il faut bien avouer qu'une
sorte de fatalité a pesé sur cette pauvre femme, digne d'un
meilleur sort à bien des points de vue. Qu'aurait fait, dans
ce cas, l'hystérectomie, c'est-à-dire la provocation de la
ménopause, alors que la ménopause naturelle a considérablement aggravé la situation? Je ne crois donc pas qu'il
y ait lieu de regretter l'absence d'intervention opératoire,
même pour cette malade. Quoi qu'il en soit, il est bien
évident que pour les onze autres cas, il y a tout lieu de se
féliciter d'avoir évité l'opération, puisque la guérison radicale a été obtenue sans le concours du chirurgien. Nous
reviendrons, du reste, bientôt, sur cette question d'importance capitale.

D'après les faits qui viennent d'être rapportés, quelle
est la SÉMÉIOLOGIE des grandes névralgies pelviennes?

Au point de vue des lésions locales, il n'y avait absence
complète de lésions que dans un seul cas sur douze
(Obs. I) ; il s'agissait d'une hystérique morphinomane que
je considérais comme guérie de sa sténose du col, de son
endométrite et de sa salpingite double à la suite du débri-
dement du col et du curettage que j'avais pratiqués. On

pouvait attribuer les douleurs (très exagérées du reste dans les descriptions de la malade), à la persistance d'une né-vralgie lombo-abdominale, symptomatique au début, et ayant fini par acquérir une existence indépendante. La guérison de la salpingite a, du reste, été prouvée par la grossesse ultérieure survenue quelques mois à peine après la consultation dans laquelle un chirurgien avait proposé la castration.

Dans tous les autres cas, il existait des lésions locales :

Abaissement et sténose du canal cervical (Obs. II) ;

Adhérences péri-annexielles gauches, reliquat d'une in-fection puerpérale (Obs. III) ;

Abaissement, rétraction du ligament large droit et en-dométrite légère (Obs. IV) ;

Adhérences après guérison de l'endométrite par le cu-rettage (Obs. V et VI) ;

Adhérences et rétrécissement de l'orifice interne (Obs. VII) ;

Abaissement et endométrite légère (Obs. VIII) ;

Rétraction du ligament large droit et endométrite lé-gère (Obs. IX) ;

Rétroversion mobile (Obs. X) ;

Rétroversion adhérente (Obs. XII).

La fréquence des adhérences péri-utérines et péri-an-nexielles ressortait déjà de ce tableau, publié en 1893. Lorsque je repris cette étude, dans les remarques dont je faisais suivre l'Observation V (*Revue des maladies de la nutrition*, janvier 1904, p. 25 et 26) (Voir dans cet ou-vrage, page 98), je rappelais d'autres cas de ma pratique dans lesquels la résorption des adhérences péri-utérines et péri-annexielles, de douglassites, d'adhérences pelviennes, reliquat de castration tubaire ou même d'adhérences consécutives à l'hystérectomie, avait été suivie de la guérison de grandes névralgies pelviennes plus ou moins anciennes et plus ou moins rebelles. Dans ce même article, p. 21 et p. 25 (Voir, dans cet ouvrage, p. 90 et p. 98), j'ai insisté sur la nécessité de rechercher les adhérences autour de l'utérus, autour des trompes et des ovaires, pour arriver à établir la cause locale de la persistance des grandes névralgies pelviennes. Aussi est-ce avec une vive satisfaction que j'ai constaté que M. Lejars [1] admettait, après moi, la même pathogénie.

Pour lui, « dans la plupart des affections utéro-annexielles, la douleur est fonction d'adhérences ». Il décrit une *forme pelvienne* caractérisée par « des douleurs du bassin, des fosses iliaques ou de la région sacrée qui reviennent par crises, surtout au moment des règles et que l'examen local n'explique pas ». C'est aux reliquats d'une pelvipéritonite ancienne, légère, parfois méconnue, oubliée, à quelques adhérences péri-annexielles et péri-utérines, qu'il faut reporter, dans un bon nombre de cas, ces douleurs persistantes, ces pseudo-névralgies pelviennes ; annexes et utérus sont, d'ailleurs, sains, et l'infection initiale a passé sans laisser de traces durables autres que les adhérences, et c'est aux adhérences seules que l'intervention pourra et devra s'adresser. Les exemples ne sont pas rares... » Je ne puis que souscrire à cette description, vraiment exacte ; mais je dois faire cette réserve que le traitement manuel est préférable, à mon avis, dans ces cas, à l'intervention chirurgicale, et j'aurai l'occasion de discuter ce point dans un instant.

[1] LEJARS. — Diagnostic et traitement des accidents dus aux adhérences et aux brides péritoniales, *Semaine médicale*, 23 mars 1904.

Il est une remarque générale qui s'applique à toutes ces observations. Toutes ces malades éprouvaient des souffrances considérables, avec des lésions locales insuffisantes à en donner une explication anatomo-pathologique réellement plausible. Car, il faut bien le dire, on voit journellement des malades ayant des lésions beaucoup plus accentuées n'accuser que des douleurs relativement peu intenses. Tant il est vrai que la douleur est au cerveau, ou du moins est perçue d'une façon plus ou moins vive par le cerveau, alors que la lésion est au système génital.

Ici, cette anomalie symptomatique se comprenait quand j'étudiais l'état général des malades, puisque toutes, ainsi que je le disais plus haut, étaient nettement des névropathes : quatre (Obs. I, II, III, IV) hystériques franches ; six neurasthéniques (Obs. V, VI, VII, VIII, IX, X), et deux à la fois hystériques et neurasthéniques (Obs. XI et XII).

Et incidemment j'appellerai l'attention sur un point de clinique intéressant à noter. Tandis que les hystériques me parlaient de « douleurs atroces, épouvantables, inexprimables, intolérables, faisant de leur existence un cruel martyre, ne cessant ni jour ni nuit, constituant une véritable torture, comparable à des coups de poignard, etc., etc. », les neurasthéniques, moins exubérantes, cherchant leurs mots, quelquefois tirant de leurs poches des notes, des recueils de questions diverses, décrivaient surtout leurs douleurs comme « angoissantes, attristantes,... elles sentaient qu'elles avaient, dans le ventre, une maladie grave, dont elles mourraient bientôt ; elles pensaient bien être des incurables ; elles souffraient tellement que la vie leur était à charge et qu'elles se tueraient certainement, si elles en avaient le courage, etc., etc. ». Le contraste est réellement saisissant.

Il était permis de supposer *a priori* que des lésions locales minimes, habituellement plus ou moins latentes, telles que : abaissement, rétraction d'un ligament large, rétroversions, adhérences autour de l'utérus et autour des annexes, douglassite, rétrécissement du canal cervical, pour m'en tenir aux faits que j'ai observés, pouvaient produire des douleurs considérables, lorsqu'elles existaient chez des sujets hystériques ou neurasthéniques, la douleur s'exagérant en raison de l'état névropathique des sujets. Voilà quelle est, à mon avis, la seméiologie des grandes névralgies pelviennes. Les résultats obtenus par un traitement rationnel me semblent justifier cette assertion.

Le PRONOSTIC des grandes névralgies pelviennes est sérieux, si la cause de l'affection est méconnue et si on laisse la maladie suivre son évolution naturelle, car elle n'est pas sans entraver gravement l'existence, sans retentir d'une façon fàcheuse sur l'état général du sujet, sur ses sentiments affectifs, sur sa vigueur morale, et sa durée, si on l'abandonne à son cours naturel, peut être interminable. Je connais des cas où elle a persisté de quinze à dix-huit ans, sans tendance à la guérison spontanée.

On comprend que, dans ces conditions, les malades aient d'elles-mêmes et sans être bien vivement sollicitées, demandé à une intervention chirurgicale la terminaison de leurs souffrances.

Mais le pronostic est tout autre si un examen local très minutieux, — n'oublions pas qu'il ne s'agit jamais, en pareil cas, de grosses lésions, évidentes à un examen sommaire, — a révélé au médecin la cause de ces douleurs, et si le médecin sait mettre en œuvre, avec ingéniosité, avec patience, avec autorité morale et douceur de main tout ensemble, le traitement à la fois local et général que nécessitent et les lésions pelviennes et les troubles du système nerveux central. La tâche devient bien moins ardue, à mesure qu'on prend une plus grande expérience de ces cas, à mesure qu'on arrive plus vite à les débrouiller, à mesure qu'on est plus certain de ce que chaque malade peut supporter dans chaque séance, comme manœuvres locales, à mesure qu'on connaît d'une façon plus mathématique l'emploi des moyens toniques généraux à associer au traitement local. On arrive ainsi à ne plus redouter ces malades, tout en n'ignorant pas qu'ils donneront des succès relativement lents et pénibles, et on prend l'heureuse certitude de pouvoir arriver à la guérison, si la malade a la patience suffisante, dans presque tous les cas. Personnellement, sur un nombre notable de grandes névralgies pelviennes, soignées depuis une quinzaine d'années, je n'ai eu qu'un échec, celui de l'Observation XII, encore convient-il de faire remarquer, en dehors des circonstances morales vraiment conjurées contre la malade, que c'est un des premiers cas que j'ai étudiés alors que mes idées sur cette question complexe étaient bien moins précises qu'aujourd'hui.

Avant d'exposer le *traitement* médical des grandes névralgies pelviennes, voyons ce qu'a donné, comme résultats, le traitement chirurgical de cette affection.

Certes, il est peu logique de combattre, surtout chez des femmes nerveuses, des lésions légères comme celles qui causent les grandes névralgies pelviennes par les opérations mutilantes : *castration tubo-ovarienne* et *hystérectomie*. Néanmoins, puisque l'affection est rebelle et tenace, puisque le traitement local non opératoire est incontestablement délicat, difficile et exige des qualités diverses de la part du médecin et une patience et une confiance qui ne se trouvent pas toujours réunies chez les malades, on comprend que les chirurgiens aient essayé d'obtenir une guérison complète et rapide par une intervention radicale. C'est à l'expérience de répondre et elle l'a fait, ainsi que nous allons le voir, de la façon la plus nette et la plus précise.

Il peut sembler probable, *a priori*, que les castrations et les hystérectomies pour grandes névralgies pelviennes donnent une mortalité insignifiante.

La mortalité n'est pas grande, je le veux bien, et elle diminue journellement à mesure que la technique opératoire se perfectionne, mais elle n'est pas, pour cela, négligable si l'on réfléchit que l'opération s'adresse à des cas ne compromettant en rien l'existence des malades. Or, d'après Westermark, dont le travail est analysé par Pichevin [1], cette mortalité serait de 8 o/o.

M. Championnière a eu à déplorer une mort à la suite de la première castration qu'il fit pour accidents nerveux (Pichevin). M. Richelot citait un cas de mort à la Société de Chirurgie (décembre 1892). M. Levillain [2] raconte qu'une jeune fille qu'il avait traitée autrefois pour une neurasthénie légère consentit à subir la castration ovarienne (un mois avant le jour fixé pour son mariage !) et succomba le lendemain à l'opération.

M. Championnière (Pichevin, *loc. cit.*, p. 34) dit expressément qu' « il est moins dangereux d'opérer un

---

[1] PICHEVIN. — *Des abus de la castration chez la femme*, Th. de Paris, 1890.

[2] LEVILLAIN. — *La neurasthénie*, Paris, Maloine, 1879, p. 266.

kyste de l'ovaire dans lequel cet organe est dégénéré, que de pratiquer la castration simple, chez une femme irritable ou affectée de quelque tare du système nerveux ».

Alors même que la malade guérit de l'opération, il ne faut pas croire que tous les accidents disparaissent.

La provocation de la folie à la suite de la castration ne semble pas très rare, d'après les auteurs anglais et américains. En 1892, le Dr Wharton Sinkler [1] écrivait la conclusion suivante : « Il arrive qu'après l'opération les malades sont plus nerveuses qu'auparavant ; des troubles mentaux de forme variée, la folie, l'épilepsie en sont fréquemment la conséquence », et il ajoute que « les plus éminents gynécologistes, Goodell, Kelly, Price et bien d'autres n'enlèvent plus que rarement les ovaires, pour troubles nerveux, quand les organes leur semblent sains ». En France, on a moins étudié cette question, cependant l'attention a été attirée sur ce point, par M. Reynier, à la discussion de la *Société de Chirurgie*, et il cite plusieurs cas de folie nerveuse, chez des neurasthéniques, à la suite d'opérations génitales. Plus récemment enfin, M. Picqué [2] a fait une étude très détaillée de la question, dont nous aurons l'occasion de citer les conclusions dans un prochain chapitre.

Dans quelques cas, des crises d'hystérie convulsive ont apparu après l'opération, alors qu'elles n'existaient pas auparavant. M. Tissier en rapporte une observation dans sa thèse, et à la séance du 18 novembre 1892, de la *Société médicale des Hôpitaux*, M. Debove en a cité un nouveau cas. Je sais bien qu'on a publié des guérisons

---

[1] WHARTON SINKLER. — *University Medical Magazine*, analysé dans *Cincinnati lancet Clinic*, 18 juin 1892.

[2] PICQUÉ. — *Chirurgie des aliénés*, Paris, Masson : t. I, 1891, et t. II, 1903.

d'hystérie convulsive après la castration double, mais ces faits sont très discutables, les malades n'ayant généralement pas été suivies pendant assez longtemps. J'ai eu, pour ma part, l'occasion de voir, un an environ après son opération, une malade dont le cas a été cité comme une guérison et qui avait des crises aussi souvent qu'avant l'opération. J'ai publié, à mon tour, cette observation complétée, dans la *Revue médico-chirurgicale des maladies des femmes*, novembre 1889.

Enfin, les insuccès immédiats ou plus ou moins tardifs sont d'une extrême fréquence après les hystérectomies, comme après les castrations pour grande névralgie pelvienne. A ce point de vue, les résultats annoncés à la *Société de Chirurgie* sont loin d'être encourageants : M. Richelot a eu des insuccès ; MM. Reclus, Quénu, Kirmisson ont rapporté chacun plusieurs cas de récidive rapide des douleurs ; M. Terrillon accuse 5 insuccès sur 10 ; M. Reynier en a eu 9 sur 15, et quelquefois l'état douloureux des malades était aggravé.

Il n'est donc pas douteux que les résultats des grandes interventions chirurgicales, pour grande névralgie pelvienne, sont trop aléatoires pour justifier un mode de traitement qui n'est pas sans danger.

Mais sans recourir aux opérations mutilantes, la chirurgie ne pourrait-elle pas intervenir efficacement par la *suppression opératoire des adhérences péri-utérines et péri-annexielles*, qui sont si souvent en cause dans le cas que nous étudions ? M. Lejars, dont je citais plus haut l'opinion, à propos du rôle des adhérences (voir plus haut, à la page 108), publie un exemple heureux de ce genre d'intervention conservatrice : « Une jeune fille de 19 ans souffre du ventre depuis trois ans et demi ; les douleurs occupent surtout la fosse iliaque gauche, elles augmentent pendant les règles et par la marche ; le toucher vaginal les réveille aussi. L'utérus est normal ; à gauche et très haut on sent une sorte de masse diffuse et douloureuse, qui paraît correspondre aux annexes. On opère des deux côtés, les annexes sont encapuchonnées d'adhérences en nappe, qu'on détruit ; elles apparaissent alors d'aspect absolument normal ; quelques brides filamenteuses recoquillent les franges du pavillon tubaire droit, qu'on libère et qu'on étale de nouveau. Tout se borne là : les douleurs disparaissent. » Certes, si tous les cas étaient aussi favorables, cette libération des organes serait très défendable. Il ne faut pas oublier cependant, et nous reviendrons plus tard sur cette question très intéressante, que les neurasthéniques font facilement des adhérences pelviennes, et que ces adhérences récidivent avec une extrême facilité après avoir été sectionnées ; nous verrons pourquoi il en est ainsi. Quoi qu'il en soit, le résultat n'est pas absolument certain, à la suite de l'opération dont nous venons de parler, d'une part, et, d'autre part, la résorption des adhérences peut être, le plus souvent tout au moins, acquise d'une façon définitive par le traitement manuel, ainsi que le démontrent nos observations. C'est tout ce que nous dirons pour le moment, sur ce sujet : nous en arrivons donc au TRAITEMENT MÉDICAL des grandes névralgies pelviennes.

Contre des phénomènes aussi douloureux que ceux qui nous occupent, on est tenté tout d'abord de mettre à contribution la série, actuellement très riche, des *analgésiques.* Je dois dire très nettement et sans retard que cette pratique banale serait funeste et je ne craindrai pas d'y insister à nouveau, bien que je n'ignore pas avoir répété plusieurs fois cette même opinion dans les articles précédents. Je n'ai pas eu, pour ma part, à commettre l'erreur que je signale, tous les cas que j'ai observés m'ayant semblé d'emblée justiciables d'une autre thérapeutique ou bien l'expérience des confrères qui avaient soigné ces malades avant moi m'ayant démontré que je ne réussirais pas mieux qu'eux, en employant des moyens de cet ordre. Encore y a-t-il lieu de faire une distinction entre les analgésiques : Quelques-uns sont relativement peu dangereux, bien que tous présentent des inconvénients, bien que, pour tous, l'accoutumance soit déplorablement facile, mais il en est un que, malgré la grande autorité de Courty [1] je n'hésite pas à déclarer absolument nuisible et tout particulièrement contre-indiqué ; je veux parler de la morphine employée en injections sous-cutanées. Les malades dont il est question s'habituent à la morphine avec une extrême facilité et elles sont toutes prêtes à devenir morphinomanes, si le médecin leur en fournit l'occasion. C'est ce qui est arrivé pour la malade de l'observation I ; en raison de l'acuité des douleurs au moment des règles, un des confrères qui soigna la malade avant moi, crut devoir recourir aux injections hypodermiques de morphine, non sans en interdire l'usage en dehors de la période cataméniale : une morphinomanie rebelle n'en fut pas moins la conséquence de cette manière de faire.

La seule thérapeutique de la douleur que j'aie utilisée a consisté à faire des *pointes de feu*, sur les côtés du rachis et sur la partie inférieure de l'abdomen et à conseiller des *liniments calmants*, en frictions douces, le long de la région lombo-sacrée. La formule suivante de Chéron est bonne à connaître :

---

[1] Courty, *Loc cit.*

Chloroforme . . . . 10 grammes
Ether 15   »
Alcool camphré 90   »

On peut recourir également à d'autres modes de *ré-vulsion*, tels que la faradisation (Tripier, Apostoli, etc.), les pulvérisations de chlorure de méthyle ou de chlorure d'éthyle, etc., l'application de petits vésicatoires volants, etc., etc. Ce sont là des moyens souvent utiles d'une façon transitoire et toujours sans inconvénients sérieux.

Les indications les plus nécessaires à remplir sont celles qui se déduisent, d'une part, des lésions locales constatées, d'autre part, de la névrose qui donne à ces lésions une importance inusitée.

Quelques mots seulement sur le *traitement des lésions locales*.

La congestion de l'appareil utéro-ovarien existe dans presque tous les cas de grande névralgie pelvienne ; elle réclame avant tout l'emploi de pansements glycérinés qui sont toujours très bien supportés et dont les heureux effets ont toujours été accusés par les malades. Les injections chaudes sont aussi à recommander en injections peu abondantes, s'il n'y a pas de sub-involution et si les règles sont en retard ou de courte durée, irrigations de 8 à 10 litres, s'il y a de la sub-involution, si les règles sont fortes et en avance, si les tissus périgénitaux sont le siège d'exsudats, etc. Il faut savoir cependant que certaines nerveuses supportent mal les injections chaudes et on doit alors s'en passer quand il est bien prouvé que l'intolérance n'est pas due à une mauvaise technique.

Et puisque je viens de parler de la façon dont s'effectue la menstruation chez ces malades, je rappellerai incidemment que l'opothérapie peut venir utilement en aide au traitement local : les règles douloureuses, en retard et peu abondantes, pouvant être modifiées par l'usage de la *poudre d'ovaire*, les règles en avance et trop abondantes, réclamant, au contraire, l'administration de la *poudre de glande mammaire*, qui est entrée dans ma pratique journalière, depuis quelques années, et dont j'observe des effets presque constants. Pour la glande mammaire, j'ordonne, en général, deux cachets par jour de 70 centigrammes de poudre desséchée, correspondant à 3 gr. 5o de poudre fraîche. La malade en prend, tout le mois, jusqu'à la première époque menstruelle, puis trois semaines, quinze jours, huit jours seulement, suivant la modification obtenue aux époques précédentes. Cette médication, que je crois avoir été le premier à expérimenter en France, présente l'avantage de ne pas fatiguer l'estomac et d'être sans retentissement fâcheux sur la circulation générale, sur le fonctionnement cardiaque en particulier, sans effets secondaires d'abattement et de dénutrition, de ne présenter, en un mot, aucun des inconvénients réels de la thyroïdine.

Ceci dit, revenons à notre traitement local :

Contre les sténoses du canal cervical, les dilatations répétées avec les dilatateurs métalliques se sont toujours montrées utiles ; je n'ai pas employé les tiges de laminaire ou les éponges/préparées, le canal cervical étant peu tolérant chez les malades dont nous parlons, ce qui m'a fait préférer la dilatation rapide à la dilatation lente, en faisant précéder, au besoin, la dilatation d'une application locale de cocaïne.

En cas d'adhérences péri-utérines, péri-annexielles, j'ai utilisé les bains salés, les grandes irrigations, les applications de pommade à l'ichthyol, la columnisation des

culs-de-sac à la glycérine ichthyolée et surtout le massage pelvien, dont les effets sédatifs et résolutifs ne sont
pas discutables dans les cas que j'ai vus.

C'est encore au massage que j'ai demandé la guérison
des rétroversions, des abaissements, des rétractions du ligament large notées dans un certain nombre d'observations. Je n'insisterai pas sur ce point, ayant déjà décrit
la technique que je mets en œuvre, dans ces cas (voir
plus haut, les chapitres consacrés aux troubles de statique utérine d'origine neurasthénique, 2ᵉ partie, chap. I,
chap. II et chap. III).

Abordons maintenant le *traitement général*, complément indispensable du traitement local.

Je serai bref au point de vue du traitement de l'*hystérie*,
n'ayant rien de bien particulier à dire à ce sujet. Le traitement moral — je ne parle pas de la suggestion hypnotique dont les inconvénients sont trop évidents pour en
faire une méthode de choix — l'hydrothérapie (à la condition qu'elle soit bien faite), les médicaments usuels et
en particulier les valérianates, bien préférables, le plus
souvent, aux bromures, l'électricité statique, les courants
sinusoïdaux, etc., sont, je crois, les moyens les plus re-
commandables.

Comme traitement thermal, la réputation de Néris n'est
plus à faire et cette réputation me semble très justifiée.
En revanche, le séjour au bord de la mer est beaucoup
plus généralement nuisible qu'utile aux hystériques
comme aux neurasthéniques dont il me reste à parler.

Maladie de surmenage physique ou moral, la *neurasthénie* réclame le traitement par un *repos* relatif. Pas de
repos absolu, avons-nous dit déjà bien des fois, quelques
violentes que soient les manifestations douloureuses, et,

dans les grandes névralgies pelviennes, moins encore que dans les autres formes de la neurasthénie génitale. N'oublions jamais que les grandes névralgiques pelviennes neurasthéniques sont candidates à la clinomanie dont nous ferons, plus loin, une étude spéciale. Mais repos relatif, car l'excès de fatigue entraîne l'irritabilité du système nerveux et l'exagération des douleurs; le repos calme, au contraire, les phénomènes douloureux de l'épuisement nerveux et contribue à la guérison de la neurasthénie elle-même. Le repos au lit, pendant la nuit, doit être assez prolongé. de huit heures au moins et, de préférence, la malade se couchera de bonne heure, contrairement aux tendances bien connues des neurasthéniques à passer la journée sur une chaise longue et à veiller la nuit. Le repos, après les repas, sera parfois nécessaire pour permettre à la digestion de se faire assez rapidement alors que l'exercice, en sortant de table, rendrait cette digestion interminable. Mais, plus souvent encore peut-être, le repos avant les repas sera indiqué, car il est d'observation journalière que les grandes neurasthéniques n'aient d'appétit et ne prennent une quantité de nourriture suffisante que si elles arrivent à l'heure du déjeuner ou du dîner avec le corps reposé et l'esprit calmé. Depuis longtemps, j'ai pu constater combien les siestes avant le repas, conseillées par M. de Fleury comme traitement de l'insomnie neurasthénique, sont utiles non seulement à ce point de vue très important qu'elles assurent un sommeil réparateur, sans emploi d'aucune médication hypnotique et déprimante, mais aussi au point de vue du réveil de l'appétit et de l'activité de la digestion. En dehors de ces périodes de repos : repos suffisamment prolongé, pendant la nuit, siestes avant les repas, repos relatif pendant la première heure qui suit le repas, la neurasthénique doit se livrer à un certain *exercice* corporel : marche au grand air, bicyclette à petite allure, sur terrain plat, pendant un temps limité, promenades en voiture, etc., mais c'est au médecin à régler ces exercices, dans chaque cas, suivant le degré des forces de la malade.

Si je n'ai pas parlé du *régime alimentaire* des hystériques, c'est que celles-ci digèrent tout ce qui leur plaît, à moins d'affection gastro-intestinale caractérisée, mais je ne saurais émettre la même opinion au sujet des neurasthéniques. En effet, les neurasthéniques ont de l'atonie de tout l'appareil digestif, leurs sucs gastrique, intestinal et pancréatique sont peu abondants et peu actifs; elles font, avec la plus déplorable facilité, des fermentations secondaires, aussi bien dans l'estomac que dans l'intestin ; l'entérite muco-membraneuse est loin d'être rare, chez elles, surtout chez les neurasthéniques génitales qui nous intéressent particulièrement, dans ce travail. Toutes les assertions qui précèdent sont d'une vérité évidente, n'est-ce pas ? Et c'est dans de semblables conditions que vous allez laisser les malades manger tout ce qui flatte leur goût, en quantité aussi grande qu'il leur plaira, une fois par hasard, en quantité aussi petite que le réclamera leur faible appétit, le plus ordinairement? Non, cela n'est ni rationnel en théorie, ni défendable en pratique, et sans entrer dans des détails qui nous entraîneraient trop loin, je crois qu'on peut admettre, comme formule générale, que le régime alimentaire qui convient le mieux aux neurasthéniques, tout au moins pendant les premiers mois du traitement, c'est un régime très analogue à celui qui a été préconisé par M. Bouchard contre la dilatation de l'estomac et que tout le monde connaît. Plus tard, on pourra arriver utilement au régime de

M. Montenüis [1] : Fruitarien, le matin ; carnivore, à midi ; végétarien, le soir ; mais plus tard seulement, quand la malade aura repris des forces, quand l'atonie gastro-intestinale aura diminué, quand les sécrétions seront revenues plus près du type normal. Une série de massages de l'estomac et de l'intestin permettra d'arriver plus vite à un régime plus libéral.

Comme traitement proprement dit, le *massage* général, l'*hydrothérapie* (sous forme de douches écossaises, pour commencer tout au moins, douches générales, en jet brisé, sur tout le corps, excepté sur le ventre, sans insister sur un point plus que sur l'autre, très courtes au début, en évitant toujours de surmener les malades, en se gardant bien de localiser la douche sur les points spécialement douloureux) ; l'*électricité* (bains statiques, courants sinusoïdaux), l'*arséniate de strychnine* (injection en sous-cutanées de préférence), tels sont les moyens qui ont fait leurs preuves et dont il y a lieu de se servir avec la régularité, la pondération et la constance nécessaires, en pareil cas.

Les *injections hypodermiques* répétées de glycéro-phosphates (avec toutes les précautions antiseptiques indispensables quand on emploie cette médication très active, préconisée par M. Robin et devenue, depuis lors, classique dans le traitement des états neurasthéniques, de la phosphaturie, etc.) de cacodylate de soude (particulièrement indiquées chez les sujets amaigris) ; enfin de sérum artificiel concentré, ou mieux encore de sérum artificiel atténué de Chéron (chlorure de sodium, sulfate de soude,

---

[1] MONTENÜIS : *Les abdominales méconnues.* Paris, Baillière, 1903. Voir l'analyse de cet ouvrage, par M. Pascault, dans la *Revue des maladies de la Nutrition*, 1903, p. 369.

phosphate de soude, acide phénique neigeux 1 o/o) rendront également de très grands services, en combattant
la neurasthénie causale de la grande névralgie pelvienne.

Et puisque je suis amené à parler, ici, des injections
hypodermiques de sérum artificiel, que j'emploie depuis
une vingtaine d'années, ayant eu la bonne fortune de collaborer, pendant mes quatre années d'internat à Saint-
Lazare, aux recherches de mon maître Chéron sur ce
sujet important, je dois préciser un peu les indications,
trop souvent méconnues, du sérum artificiel, dans le traitement de la neurasthénie. Les doses doivent être faibles
et proportionnées à l'état de la tension artérielle : 1 à 2
centimètres cubes de sérum artificiel à 1 o/o quand la
tension est au-dessous de 10 centimètres de mercure ; 2 à
4 centimètres cubes, quand la tension artérielle est de
10 à 12 centimètres ; 4 à 5 centimètres cubes au-dessus de
12 centimètres. Les injections hypodermiques doivent
donc être répétées, tous les jours, et faites, de préférence,
à l'heure de la plus forte hypotension. Il est rare, si les
doses sont bien réglées, si les injections hypodermiques
sont régulièrement faites, que les neurasthéniques n'en
éprouvent pas un réel avantage. Exceptionnellement, très
exceptionnellement, les malades ne peuvent les supporter,
même à dose convenable, mais alors, les autres injections
hypodermiques sont également mal tolérées et il faut
renoncer à ce genre de médication. Quant au danger d'hy-
perchloruration dont on a tant parlé, dans ces derniers
temps, il n'existe pas pour les malades dont nous nous
occupons et aux doses utiles : Songez qu'une injection
hypodermique de 5 centimètres cubes de sérum artificiel
à 1 o/o introduit, dans l'organisme, 5 centigrammes
seulement de clorure de sodium ! Nous sommes loin des
7, 14, 21 grammes de chlorure de sodium injectés, en

quelques heures, dans les cas où cette médication a été incriminée, à juste titre d'ailleurs, et où on avait, sans tenir compte de l'état de la tension artérielle, de l'état des reins, fait des injections massives de 1, 2 ou 3 litres de sérum chirurgical à 7 o/oo.

CHAPITRE CINQUIÈME

TROUBLES CIRCULATOIRES ET TROPHIQUES D'ORIGINE NEURASTHÉNIQUE

1° Congestion utérine et utéro-annexielle

Sommaire. — Enumération des troubles circulatoires et trophiques pouvant se rattacher à la neurasthénie.

1° Congestion utérine et utéro-annexielle.

Importance de la congestion utéro-annexielle dans les affections génitales.

La congestion utéro-annexielle *idiopathique* chez les neurasthéniques.

Est-elle constante, chez les neurasthéniques ? — Conditions générales et conditions spéciales favorisant cette congestion.

Mécanisme de la menstruation normale. — La ponte ovulaire chez les neurasthéniques. — L'atonie du muscle utérin, chez ces malades. — L'évolution des règles chez les neurasthéniques.

Les deux molimens de Stapfer et de Monteuüis — La fréquence du molimen pathologique chez les neurasthéniques.

Symptômes de la congestion utérine : la sensation de brûlure interne ; la lourdeur et la pesanteur dans le petit bassin ; les douleurs dorso-lombaires ; les pertes leucorrhéiques et leurs caractères spéciaux ; l'examen du col.

Diagnostic : pseudo-métrite, endocervicite, endométrite. Recherche de la cause de la congestion.

Pronostic.

Traitement : Nécessité de faire des injections abondantes et précautions à prendre dans l'emploi de ces grandes injections. — Les pansements osmotiques. — Le massage gynécologique et le massage abdominal. — La gymnastique des abducteurs. — La saignée ou scarification du col. — Les trois indications bien nettes de la scarification du col. — Deux mots de technique.

Congestion utérine et utéro-annexielle, pseudo-métrite, hypertrophies transitoires de l'utérus, tels sont les troubles circulatoires et trophiques d'origine neurasthénique dont nous allons entreprendre l'étude. C'est le groupe tout à fait oublié des congestions, fluxions, engorgements utérins des anciens auteurs ; c'est aussi le groupe un peu touffu (et d'une définition assez peu précise pour que certains lui refusent une place même modeste dans le cadre nosologique) des fausses métrites de Doléris, des pseudo-métrites de Richelot.

Sans entrer dans des discussions dogmatiques bien inutiles dans un travail comme celui-ci, j'espère pouvoir exposer l'ordre de faits dont j'ai à parler avec une netteté suffisante, en me bornant à décrire ce que j'ai vu, chez les neurasthéniques, comme troubles circulatoires et trophiques et en n'interprétant que les phénomènes dont l'interprétation pathogénique me semble claire et précise. Je n'ai pas cru, en effet, devoir passer sous silence toute une série de phénomènes cliniques intéressants, sous prétexte que la question n'est pas encore mise au point.

Enfin, nous verrons pourquoi les *adhérences pelviennes* sont si fréquentes chez les neurasthéniques.

1° CONGESTION UTÉRINE ET UTÉRO-ANNEXIELLE D'ORIGINE NEURASTHÉNIQUE

Ainsi que nous l'avons vu, dans les chapitres précédents, la congestion utérine et utéro-annexielle est la compagne obligée des lésions infectieuses aiguës ou chroniques portant sur l'appareil génital de la femme et des troubles de statique de l'utérus que nous avons déjà passés en revue. Et non seulement cette congestion représente un symptôme dont il y a lieu de tenir compte, surtout à propos du traitement, comme j'ai pris soin d'en faire la remarque, le cas échéant, mais encore cette même congestion continue à aggraver, à rendre chroniques, si on n'y porte remède, les changements de position, les lésions locales à point de départ infectieux dont l'utérus ou les annexes sont le siège. Il s'agit là d'une vérité d'observation journalière sur laquelle il n'y a guère lieu d'insister. Tous les médecins ne savent-ils pas, par exemple, que les tuméfactions annexielles augmentent de volume au moment du molimen menstruel, diminuent lorsque les règles se sont bien passées (ce qui veut dire : lorsque les règles ont décongestionné l'appareil utéro-ovarien) et subissent une nouvelle poussée dans le cas contraire ? Il est même probable, au moins pour l'infection gonococcique, que l'état de congestion constitue une préparation du terrain à recevoir l'infection et peut parfois exalter la virulence des germes pathogènes.

Mais c'est surtout de la congestion *idiopathique* utéro-annexielle que nous avons à parler, en ce moment, car cette congestion, si on veut bien se donner la peine de la rechercher, se rencontre fréquemment, chez les neurasthéniques ; elle a bien, chez celles-ci, une existence propre, indépendante de toute infection locale ; elle joue un rôle dans les malaises accusés par les malades ; elle prépare sans doute les troubles de statique sur lesquels nous n'avons plus à revenir ; elle est souvent prise pour une autre affection locale et traitée ainsi par des moyens irrationnels (et inefficaces, par conséquent). C'est donc bien à tort, à mon avis, que tous les auteurs des traités de gynécologie parus depuis une vingtaine d'années ont supprimé totalement la description de la congestion utérine à laquelle les gynécologistes de la période pré-pastorienne avaient, sans conteste, fait la part trop belle, mais qu'il y aurait injustice à vouloir passer complètement sous silence.

La congestion utéro-annexielle est-elle constante chez les neurasthéniques? Je puis répondre nettement : non, car j'ai vu quelques femmes, nullipares, il est vrai, et très bien réglées (j'entends à époques normales, avec un molimen franc, avec un écoulement sanguin cessant très carrément au bout de quelques jours), qui ne présentaient, à l'examen local, aucun signe de circulation veineuse ralentie, mais, au contraire, une coloration parfaitement rosée du col, pas la moindre trace de leucorrhée, etc., mais cette absence de tout état congestif est l'exception. Comment en pourrait-il être autrement alors que tant de conditions diverses anatomiques, physiologiques, pathologiques (ces dernières spéciales aux neurasthéniques) concourent à créer la congestion utéro-annexielle?

« Les conditions qui favorisent la production de la congestion dans l'utérus, dit Courty [1], sont locales ou générales. Locales : système vasculaire abondant, très développé, surtout système veineux, sans valvules, à contractilité faible, disposition musculaire propre à favoriser la stase sanguine dans les veines comme pour tous les tissus érectiles, organe déclive, pressé de haut en bas par tout le poids des viscères abdominaux, soumis à des érections,

---

[1] COURTY. — *Traité pratique des Maladies de l'utérus*, 3ᵉ éd. Paris, Asselin, 1881, p. 753.

à des congestions et à des hémorrhagies mensuelles et sujet à des augmentations de volume, à des dilatations du système veineux, à une hypertrophie énorme par le fait de chaque grossesse. Générales : conditions qui amènent des irrégularités, des difficultés et le ralentissement de la circulation, telles que les maladies du cœur, du poumon et du foie. »

Chez les neurasthéniques, le poids des viscères abdominaux ne devient-il pas plus particulièrement pénible, alors que ces viscères sont à l'état de ptose habituelle ? Et, même indépendamment de toute affection cardiaque, le ralentissement de la circulation, la tendance aux stases veineuses ne sont-ils pas une conséquence forcée de cette hypotension artérielle dont nous avons maintes fois signalé l'importance dans la neurasthénie ? Mais, par-dessus tout, la cause primordiale de la congestion utéro-annexielle doit être cherchée dans un trouble de la menstruation, que nous devons analyser d'un peu plus près, les neurasthéniques parfaitement réglées échappant à la congestion utérine, en dépit de toutes les autres circonstances favorables à cette congestion.

Rappelons, très brièvement, le mécanisme de la menstruation normale : Au moment de chaque époque menstruelle, une vésicule de Graaf acquiert un développement plus marqué que les autres ; elle se déchire dès que l'ovule qu'elle contient est arrivé à maturité (ponte ovulaire) ; l'ovule, devenu libre, à la surface de l'ovaire, passe dans la trompe de Fallope, pour être fécondé ou non, peu importe en ce moment. Cette ponte ovulaire met en jeu l'appareil vaso-moteur de l'utérus ; cet organe entre en érection, c'est-à-dire qu'il se contracte plus ou moins énergiquement, suivant la qualité de sa musculature, sur

les vaisseaux artériels et veineux qui traversent son épaisseur. Les artères, non compressibles, continuent à fournir
la même quantité de sang qu'à l'état habituel, mais les
veines enserrées dans les mailles du tissu musculaire diminuent de calibre, deviennent insuffisantes à assurer la
voie de retour du sang vers le cœur. Il en résulte une
augmentation de pression sanguine telle que les plus fins
capillaires, ceux qui rampent sous la muqueuse de la
cavité utérine, se rompent sous l'effort et déversent une
certaine quantité de sang dans cette cavité, d'où le sang
est expulsé par les voies naturelles. Y a-t-il, en même
temps que se produit cette exhalation sanguine, dégéné-
rescence graisseuse des vaisseaux, chute de la couche su-
perficielle de la muqueuse, etc. ? Tout cela nous est indifférent au point de vue qui nous occupe. Ce qu'il importe
de savoir, c'est que, dans la menstruation normale, à la
ponte ovulaire répond l'érection utérine, que cette érection
est la cause essentielle de l'écoulement sanguin. Ajoutons
que si l'érection cesse brusquement, la quantité de sang
évacuée suffit à décongestionner l'organe, les veines reprenant aussitôt leur calibre habituel et la circulation du
parenchyme utérin ayant dès lors recouvré toute sa liberté.

Chez les neurasthéniques, la ponte ovulaire se fait
souvent d'une façon normale, quelquefois cependant avec
des retards plus ou moins prolongés, et, dans ce cas, naturellement, la périodicité des règles est troublée parallèlement au trouble de l'ovulation. Il est probable aussi que,
chez un grand nombre de neurasthéniques, l'excitation
créée par la ponte ovulaire est moins forte que chez les
femmes vigoureuses, que l'appareil vaso-moteur de
l'utérus, chez ces mêmes malades, obéit moins rapidement et moins nettement à l'incitation ovarienne. Ce que

nous savons de leur physiologie pathologique rend légitimes ces hypothèses.

Mais c'est surtout l'atonie du muscle utérin, atonie constatée si facilement en dehors de la période cataméniale, vérifiée même, par moi, dans quelques cas où j'ai pu faire un examen local pendant la durée des règles, que je veux incriminer ici. Comment se pourrait-il que ces utérus — je parle ici du corps utérin, bien entendu, qui seul est intéressant au point de vue menstruel — dont la consistance est molle au point de donner la sensation si caractéristique du chiffon mouillé, fussent capables d'entrer brusquement en érection, de devenir brusquement tendus et rigides, au moment de la ponte ovulaire? Comment se peut-il également, qu'après quelques jours, ils cessent, avec la même netteté, la même décision, peut-on dire, cette érection qui produit l'écoulement menstruel? *A priori*, cela est bien invraisemblable. Or, cliniquement, que voyons-nous? Nous voyons les règles s'établir difficilement, l'écoulement sanguin ne faire qu'une courte et faible apparition, les premiers jours (période d'incertitude dans l'érection utérine qui ne se produit pas franchement), puis l'écoulement devient plus abondant (période d'érection complète), puis enfin, l'écoulement diminue, se prolonge hors de la durée habituelle, se bornant à peu de chose, mais persistant encore plusieurs jours (c'est la période du relâchement musculaire qui se fait avec lenteur, en un temps variable de trente-six heures à cinq à sept jours, alors qu'elle devrait s'effectuer en quelques heures seulement).

Aussi qu'arrive-t-il? Peu importe que la malade ait perdu beaucoup de sang ou peu de sang, les règles les plus abondantes ne sont pas toujours celles qui laissent l'utérus le plus décongestionné. Du moment que la contraction utérine n'a pas cessé brusquement, les veines restent engorgées, la quantité de sang retenu dans l'épaisseur de l'utérus est en excès, la congestion utérine est constituée d'une façon transitoire d'abord, puis d'une façon permanente, si les menstruations suivantes se passent dans les mêmes conditions anormales que nous venons d'analyser.

Chez la plupart des femmes, il n'y a qu'un seul molimen menstruel, débutant une vingtaine de jours après le début des dernières règles et aboutissant à la menstruation suivante, pour finir avec elle, si cette menstruation s'effectue normalement et aboutissant, au contraire, à une congestion plus ou moins durable, si la musculature utérine affaiblie ne permet qu'une érection incomplète de l'utérus, ainsi que nous venons de le voir. Mais, chez quelques femmes, ainsi que Stapfer [1] l'a très minutieusement décrit, il y a un *second molimen*, qu'on pourrait appeler avec Monteuuis [2], *molimem pathologique*, commençant huit jours (et d'autres fois, d'après les cas que j'ai observés, dix, douze et même quatorze jours) après le début des règles et se terminant soit par une petite hémorrhagie qui peut mettre fin, disent Stapfer et Monteuuis, à la poussée congestive qui l'accompagne, soit par des pertes leucorrhéiques plus ou moins abondantes et nullement avantageuses au point de vue de la congestion utérine, dont elles ne sont qu'un symptôme.

Ce molimen peut être noté chez un certain nombre de neurasthéniques ; c'est pourquoi j'ai tenu à le signaler dans cette étude. Il existe surtout chez les neurasthéniques

---

[1] STAPFER. — *Kinésithérapie Gynécologique*, Paris, Maloine, 1897, p. 15 et suiv.

[2] MONTEUUIS. — *Abdominales méconnues*, Paris, Baillère, 1903, p. 33.

qui ont eu, à une époque plus ou moins éloignée, une infection des voies génitales, infection puerpérale ou autre, mais il existe aussi, quoique bien plus rarement, d'après ce que j'ai vu personnellement, chez des neurasthéniques n'ayant que de la congestion pelvienne sans trace nette d'infection actuelle, sans commémoratifs évidents d'infection ancienne. On comprend sans peine combien ce double molimen est désavantageux pour les neurasthéniques et combien il les prédispose à une congestion permanente de l'utérus, car, pour ma part, je n'ai jamais vu, chez les malades dont nous parlons, le molimen pathologique donner lieu à une hémorrhagie franche, capable de décongestionner l'organe utérin ; chez elles, c'est la forme fruste, leucorrhéique, qui est la règle ou si, exceptionnellement, le second molimen donne lieu à une très légère perte de sang, je n'ai pas observé que cet écoulement sanguin ait été jamais suffisant pour rétablir un état physiologique de la circulation utérine.

Quels sont les SYMPTÔMES de la congestion utérine?

Le plus caractéristique, mais qui n'est noté que par les malades sachant bien observer leur affection, c'est une sensation de chaleur intérieure, de brûlure même, analogue à ce qui existe normalement pendant le molimen menstruel. Les malades disent quelquefois qu'il leur semble continuellement que leurs règles vont survenir, bien que la date des règles ne soit pas encore arrivée ; d'autres disent aussi qu'elles sont gênées, pendant tout le mois, comme si leurs époques duraient tout ce temps, alors que l'écoulement sanguin ne persiste que pendant quelques jours.

Une sensation vague de pesanteur, de douleur dans le

petit bassin est en rapport avec l'augmentation légère de volume qu'acquiert l'utérus gorgé de sang.

Des douleurs dans la région dorso-lombaire, douleurs s'exagérant parfois par la chaleur du lit, manquent rarement ; c'est la névralgie lombo-abdominale, avec ses localisations diverses, qui accuse tout état pathologique de l'utérus, quel qu'il soit.

Enfin, il y a des pertes leucorrhéiques plus ou moins abondantes, mais, dans la congestion idiopathique, cette leucorrhée présente des caractères particuliers : elle n'est pas purulente, elle est plus ou moins incolore ; en tout cas, elle n'est jamais verdâtre et ne tache pas le linge en vert ; si on en fait l'examen microscopique, elle est très liquide et peu riche en éléments cellulaires ; elle ne contient pas de microbes pathogènes : gonocoque, staphylocoque, streptocoque, mais seulement les saprophytes du vagin. Ce sont en définitive, sauf une abondance exagérée et une persistance anormale pendant tout le mois, les caractères assignés par Siredey et H. Lemaire [1] au suintement leucorrhéique qui se produit, immédiatement avant et après la menstruation, chez des jeunes filles indemnes de toute infection génitale.

Quant à l'examen local, il démontre seulement une légère augmentation de volume et une sensibilité un peu exagérée du corps de l'utérus ; la vulve, le vagin, le col de l'utérus sont plus ou moins violacés ; un peu de mucus incolore s'échappe de l'orifice externe du col qui ne présente ni déchirures ni ectropions ; il n'y a pas de lésions appréciables des annexes ; quelquefois on sent, dans l'épaisseur des ligaments larges, des paquets veineux di-

---

[1] A. SIREDEY et H. LEMAIRE. — *Etude sur la leucorrhée*. La Gynécologie, avril 1904.

latés rappelant, dit Courty [1], les plexus pampiniformes de l'homme. L'hystérométrie n'est guère utile à pratiquer ; si on y a recours, on constate le boursouflement de la muqueuse du canal cervical, causé par la congestion de cette muqueuse parfois assez intense pour qu'il vienne quelques gouttes de sang au moment où on retire l'hystéromètre.

En définitive, au point de vue de l'examen local, l'absence des signes de tumeur, de déviation, de lésions inflammatoires est beaucoup plus important pour le diagnostic que la présence des signes propres à la congestion, puisque ces derniers se rencontrent dans les congestions secondaires aussi bien que dans la congestion idiopathique.

Le DIAGNOSTIC, d'après ce qui précède, ne présente guère de difficultés. Je ne parlerai pas du diagnostic différentiel de la congestion utérine et de la *pseudo-métrite*. Pourquoi se contenterait-on d'un terme vague tel que celui-là pour désigner un état pathologique connu et décrit depuis longtemps, sinon pour faire une innovation tout à fait inutile ? On admet bien l'existence de la congestion pulmonaire, de la congestion hépatique., etc., etc., il n'y a pas de bonne raison pour ne pas admettre celle de la congestion utérine [2].

---

[1] COURTY, *loc. cit.*, p. 755.

[2] Courty décrit séparément la *fluxion* utérine et la *congestion* utérine ; la première, le plus souvent aiguë, s'accompagne de phénomènes de molimen ; la seconde, à allures chroniques, est l'accumulation persistante du sang dans les vaisseaux et en particulier dans les capillaires de l'utérus. Il nous semble inutile de conserver cette division, car, d'après la pathogénie que nous avons acceptée, la congestion chronique idiopathique n'est que la persistance d'une

Le diagnostic différentiel de la congestion et de *l'endo-métrite*, de *l'endocervicite* repose sur l'absence de phéno-mènes infectieux, sur la nature spéciale de la leucorrhée indiquée précédemment, sur la non-existence de lésions de la muqueuse utérine qu'un coup de curette exploratrice permettrait de vérifier, si l'on avait un doute.

Enfin, la congestion utérine reconnue, il s'agit de savoir si cette congestion est due à une menstruation défectueuse, ainsi que cela a lieu chez les neurasthéniques, ou si elle est secondaire à une affection d'un autre organe : affection cardiaque, pulmonaire ou hépatique ; l'examen général de la malade, qu'on ne doit jamais négliger, donnera sans peine la réponse à cette question.

Deux mots sur le PRONOSTIC. Le pronostic est bénin, sans doute, même lorsque la congestion utéro-pelvienne est constituée à l'état permanent et n'a plus de tendance à la guérison spontanée. Il ne faut pas oublier, cependant, que la moindre localisation génitale de la neurasthénie, lorsqu'elle est persistante, mérite d'attirer l'attention du médecin, car elle réagit à son tour sur l'épuisement nerveux et contribue à l'aggraver et à le rendre plus rebelle au traitement. Il faut également se rappeler qu'une conges-tion durable de l'appareil utéro-ovarien prédispose aux

série de phénomènes fluxionnaires n'entrant pas spontanément en résolution. L'ancienne gynécologie, à côté de données excellentes dont on a le plus grand tort de ne plus vouloir tenir compte, avait parfois des subtilités déconcertantes qui n'ont pas peu contribué à la faire railler par les modernes. N'avait-on pas la prétention, à la seule inspection des ulcérations du col (qui ne sont pas des ulcérations), de diagnostiquer l'état diathésique des malades ? Ce ne sont pas, bien entendu, ces distinctions trop bysantines qu'il y a intérêt à essayer de faire revivre. J. B.

infections locales, aux déviations que nous avons étudiées précédemment, qu'elle constitue le premier stade de la pseudo-métrite scléreuse, si, comme je le pense, ce qu'on a décrit sous ce nom n'est pas autre chose que la seconde période de la métrite parenchymateuse des anciens auteurs, alors que la congestion utérine chronique répond absolument à la première période de cette affection. Sans aller plus loin, et sans vouloir tomber dans les exagérations de ceux qui décrivaient la congestion comme le premier terme et le point de départ de presque toutes les lésions utérines, on voit néanmoins que le trouble permanent de la circulation pelvienne n'est pas complètement négligeable.

Pour instituer un TRAITEMENT efficace de la congestion utérine d'origine neurasthénique, il faut toujours avoir bien présente à l'esprit la pathogénie de ce trouble de circulation.

Avant tout, on devra se garder de transformer une congestion simple en congestion hémorrhagipare par l'administration intempestive des *ferrugineux* et des *arsenicaux*, trop souvent conseillés sans indications précises. Chez les neurasthéniques, on ne saurait trop le redire, les médicaments ne sont jamais indifférents et deviennent facilement nuisibles. Or, ici, il n'y a pas d'anémie vraie, ne l'oublions pas, et si l'examen du sang semble démontrer une hypoglobulie plus ou moins marquée, cet examen ne décèle qu'une apparence, car, si, par un moyen quelconque, vous relevez la tension artérielle d'un neurasthénique, immédiatement l'examen hématologique donne des résultats tout différents de ceux qu'il donnait tout à l'heure. C'est l'expérience dite de l'hyperglobulie instantanée que j'ai souvent vu faire, à Saint-Lazare, par mon maître, J. Chéron. Et non seulement les ferrugineux et les arsenicaux ne répondent pas, dans les cas qui nous occupent, à une indication nette, mais encore, indépendamment des effets défavorables qu'ils peuvent avoir sur un appareil digestif peu tolérant, ils ont le grave inconvénient de congestionner davantage l'appareil utéro-ovarien et de déterminer parfois des ménorrhagies et même des métrorrhagies plus ou moins rebelles.

Les préparations d'*hydrastis canadensis* [1] et d'*hamamélis virginica* ne présentent pas les mêmes inconvénients. Encore convient-il de ne les donner que dans l'intervalle des règles, d'en cesser l'emploi pendant la période de molimen qui les précède immédiatement et de n'en reprendre l'usage qu'après avoir laissé se produire l'écoulement menstruel pendant quatre à cinq jours. Pendant la durée même de la menstruation, le *viburnum prunifolium* rend des services, dans le cas de dysménorrhée, non mécanique, par contraction spasmodique de l'utérus, variété plutôt rare chez les neurasthéniques.

En revanche, l'opothérapie est souvent indiquée ; la *poudre d'ovaire* combat, en effet, l'insuffisance ovarienne se traduisant par le retard des règles, par la difficulté de leur mise en train, par le peu d'abondance de l'écoulement sanguin. Chez un assez grand nombre de neurasthéniques à congestion utérine, il sera donc bon d'en faire prendre pendant les huit ou dix jours qui précèdent les règles, dans les conditions que nous venons de préciser. La poudre d'ovaire est contre-indiquée dans les congestions hémor-

---

[1] J. BATUAUD. — Note clinique sur l'emploi de l'hydrastis canadensis, dans les congestions hémorrhagipares de l'utérus, *Revue Médico-Chirurg. des Maladies des femmes*, janvier 1891.

rhagipares, bien entendu. Le *traitement de la neuras-thénie* ne diffère en rien, dans le cas de congestion utérine, du traitement maintes fois exposé dans les chapitres précédents ; nous n'y reviendrons pas. Signalons cependant l'utilité des *frictions sèches* sur tout le corps, excepté sur le ventre et sur les seins, de l'*hydrothérapie*, des *bains salés* (1 kil. 1/2 à 3 kil. de sel marin par bain, d'une durée de vingt minutes environ ; deux à trois bains par semaine suffisent en général). Ces derniers moyens (hydrothérapie, bains salés) reconnaissent les mêmes indications et la même contre-indication que l'opothérapie ovarienne.

Quand j'aurai dit qu'on doit *éviter la constipation*, sans cependant recourir aux purgatifs drastiques, il ne me restera plus qu'à parler du traitement local de la congestion utérine que voici :

Les *injections vaginales* chaudes (48°) sont d'une application courante contre les états congestifs du bassin ; il faut bien savoir cependant que ce moyen, pour être efficace, doit être employé d'une certaine façon.

Tout d'abord, les injections d'un ou deux litres d'eau bouillie, qu'on recommande le plus ordinairement, n'ont qu'un médiocre effet décongestionnant et ne peuvent guère prétendre à autre chose qu'à être une mesure de propreté. Si on veut qu'une injection soit décongestive, il est nécessaire, non pas d'élever davantage la température de l'eau injectée, car il est complètement inutile et il peut être nuisible de dépasser 48° (50° est un maximum), mais bien d'augmenter la quantité de liquide de chaque injection. Il faut aller de 6 à 10 litres d'eau bouillie pour chacune de celles-ci, et montrer à la malade la façon de prendre cette irrigation dans la position horizontale et de manière à ne pas être fatiguée par cette manœuvre. Prise suivant une technique convenable, l'injection chaude abondante est suivie d'une sensation de bien-être, d'allègement du bassin, de suppression des brûlures locales que les patientes ne tardent pas à apprécier et à proclamer, et dont le médecin peut juger les bons effets par la décoloration du vagin et du col et par la diminution de volume et de poids de l'utérus. Mais précisément parce que les injections ainsi formulées sont d'une véritable puissance décongestive, il ne faut pas aller trop loin, et il convient, surtout chez les malades sujettes à des retards de règles et à une insuffisance d'écoulement menstruel, de ne pas continuer ces irrigations au delà du temps strictement nécessaire à produire l'effet décongestionnant et, chez les mêmes malades, il faut également supprimer les irrigations vaginales, pendant la semaine qui précède les règles, pour ne pas s'opposer au molimen préparatoire de l'hémorrhagie cataméniale. On les reprendra, bien entendu, après les règles si la congestion utérine s'est reproduite à ce moment, ce qui n'arrive que trop souvent.

Nous n'avons parlé que de la température de l'eau et de la quantité du liquide ; l'eau bouillie suffit, en effet. dans la catégorie de faits que nous avons en vue actuellement.

Les *pansements osmotiques* à la glycérine neutre à 3o° Baumé représentent un des moyens les plus actifs que l'on puisse opposer à la congestion utérine, et c'est sans doute dire une banalité que d'affirmer leur supériorité évidente sur les *ovules,* quelque bien préparés qu'ils soient. Chaque pansement, qui doit être répété deux à trois fois par semaine en moyenne, comporte l'application, à l'aide du spéculum, de trois tampons d'ouate hydrophile stérilisée, fortement imbibée de glycérine neutre et placés, le premier dans le cul-de-sac latéral droit, le second dans le cul-de-sac latéral gauche, le troisième enveloppant en quelque sorte le museau de tanche. Ces tampons produisent une perte de liquide aqueux légèrement salé qui dure environ seize heures et qui est parfois très abondante ; c'est une véritable saignée blanche qui dégorge les vaisseaux et permet ainsi à la circulation locale de reprendre son cours normal.

Le lecteur connaît l'action régulatrice de la circulation pelvienne obtenue par le *massage gynécologique* et par le *massage abdominal* en général, aussi n'y a-t-il pas lieu d'insister sur ce point du traitement, nous en avons peut-être trop souvent parlé. Rappelons encore la *gymnastique des abducteurs* décrite dans un de nos précédents articles, à propos du traitement de l'instabilité utérine d'origine neurasthénique (Voir page 36). C'est une manœuvre facile à exécuter et dont Thure Brandt a démontré l'utilité pour combattre toutes les congestions pelviennes chroniques.

Tous ces moyens (injections vaginales, pansements osmotiques, massage, gymnastique) ne doivent pas être négligés, et leur association est d'une efficacité depuis longtemps établie. Néanmoins, il est telles circonstances que nous allons préciser où il y a mieux encore à faire et où il convient de recourir à la médication vraiment héroïque, c'est-à-dire à la *saignée* ou *scarification du col.*

Chez un certain nombre de neurasthéniques à congestion utérine, avons-nous vu, les règles sont lentes à s'établir, puis, après quelques jours d'écoulement relativement abondant, elles diminuent sans cesser tout à fait, et il y a ce que les malades appellent une queue de règles interminable. Cet état n'est pas sans fatiguer et sans déprimer ces personnes déjà peu résistantes, et il n'est pas sans inconvénient de les laisser pendant quatre, cinq ou sept jours, continuer à supporter les malaises de toutes sortes qu'entraîne avec elle la menstruation, chez presque toutes les femmes nerveuses. Remarquons encore une fois que ce suintement persistant ne présente aucun avantage et ne combat à aucun degré l'état congestif, d'après la théorie exposée précédemment, puisque ce n'est pas tant la quantité de sang perdu pendant une époque menstruelle qui importe au point de vue de la reprise d'une circulation locale physiologique, mais bien la cessation plus ou moins rapide de l'écoulement sanguin. Faites, dans ces conditions, une bonne scarification du col, obtenez une évacuation de 60 à 80 grammes de sang dans une seule séance, et vous verrez le col, tout à l'heure violacé et turgide, prendre une teinte rosée ; la malade, loin d'être fatiguée par cette petite émission sanguine, éprouvera une sensation immédiate de bien-être et vous aurez ainsi, par déplétion brusque de l'appareil de la circulation veineuse, fait cesser la persistance du spasme incomplet du muscle utérin, cause essentielle de la persistance des règles.

De même, si vous voulez couper court aux sensations pénibles qui sont causées par le molimen pathologique dont nous avons parlé plus haut, si vous voulez empêcher que ce second molimen ne laisse, après lui, une aggravation de la congestion pelvienne préexistante, vous n'avez à votre disposition qu'une ressource vraiment efficace, et c'est encore la saignée du col utérin. Généralement, une seule scarification, pourvu qu'elle produise une perte sanguine de 60 à 80 grammes, est suffisante ; quelquefois cependant, il sera utile de recourir au même moyen, deux ou trois jours plus tard.

Il est une troisième indication de la saignée locale, même en l'absence de règles prolongées, et sans qu'il existe trace de molimen pathologique : si l'on voit que la congestion résiste à l'emploi régulier des autres méthodes de traitement, une ou deux scarifications espacées de quelques jours et pratiquées, par exemple, le huitième et le douzième jour après le début des règles, rendront de grands services et abrègeront notablement la durée de l'affection utérine. Les dates que je viens de préciser ne sont pas mises là tout à fait au hasard, car elles représentent la période la plus favorable pour les scarifications du col ; elles peuvent être sans doute plus ou moins dépassées et, au besoin, il n'y a pas d'inconvénient à faire une scarification du quinzième au vingtième jour après le début des règles, mais le vingtième jour est l'extrême limite. Il convient, en effet, de ne pas troubler le molimen physiologique qui doit aboutir aux règles suivantes. N'oublions donc pas que les scarifications sont nettement contre-indiquées dans la dernière semaine qui précède les règles.

Je n'ai pas à indiquer ici la technique des scarifications du col que j'ai exposée dans ma Technique de thérapeutique gynécologique (*Rev. des Mal. des femmes*, mai 1895) ; je dirai seulement que la méthode la plus simple et la moins douloureuse consiste à obtenir l'émission sanguine recherchée en faisant un nombre variable de ponctions de la muqueuse du col utérin, à l'aide d'un bistouri à double tranchant : tel le scarificateur de mon maître J. Chéron. L'emploi des sangsues, préconisé jadis, ne présentait que des inconvénients de toutes sortes, sur lesquels il est inutile d'insister ; je ne crois pas du reste que personne songe à cette méthode archaïque, mais, sans aucun doute, les scarifications du col sont tombées dans un oubli immérité contre lequel il était légitime, à mon avis, de protester au nom de la clinique et dans l'intérêt des malades.

CHAPITRE SIXIÈME

SUITE ET FIN DES TROUBLES CIRCULATOIRES ET TROPHIQUES D'ORIGINE NEURASTHÉNIQUE

2° PSEUDO-MÉTRITES — 3° HYPERTROPHIES TRANSITOIRES
4° ADHÉRENCES PELVIENNES

SOMMAIRE. — 2° PSEUDO-MÉTRITE OU SCLÉROSE UTÉRINE.

Pathogénie et nosographie : L'origine infectieuse et l'origine congestive des pseudo-métrites. — Leur rareté relative. — Nécessité de
faire intervenir l'arthritisme. — Raisons qui justifient l'influence
arthritique.

Symptomatologie : Signes tirés de l'examen local. — Discussion du
symptôme douleur. — L'importance des hémorrhagies. — Ces hémorrhagies disparaissent quand la sclérose aboutit à l'atrophie.

Pronostic des pseudométrites : le pronostic est parfois sérieux ; il
n'est grave que très exceptionnellement.

Traitement prophylactique : C'est celui de la congestion chronique et
des infections utérines :

Traitement *curatif* : Le régime et l'hygiène ; les iodures alcalins,
l'hydrothérapie, les eaux thermales, la poudre de glande mammaire. — Comme moyens locaux : dilatations, drainage, intermittences rythmées, columnisation.

3° PSEUDO-HYPERTROPHIES OU HYPERTROPHIES TRANSITOIRES.

Raison d'être de cette dénomination. — Influence complexe de la
neurasthénie, de l'arthritisme et d'une infection puerpérale ancienne.

Deux observations cliniques et les réflexions qu'elles comportent.

4° Adhérences pelviennes.
Leur fréquence chez les neurasthéniques.
Pathogénie des adhérences pelviennes.
Conditions qui se trouvent réunies chez les neurasthéniques, pour favoriser leur production.
Prophylaxie des adhérences pelviennes.

Nous continuons à étudier l'influence de la neurasthénie sur l'appareil utéro-ovarien.

Dans le chapitre précédent, nous avons vu la congestion utérine s'établir en permanence, grâce aux conditions à la fois locales et générales qui rendent cette congestion presque fatale, chez les neurasthéniques, et surtout par le fait d'une viciation du fonctionnement menstruel. Cette congestion peut guérir si on la traite en temps opportun ; elle peut persister telle quelle ; elle peut enfin, si la malade est fortement entachée d'arthritisme, aboutir à la sclérose utérine ou pseudo-métrite.

2° Pseudo-métrite ou sclérose utérine

Pathogénie et nosographie. — La pseudo-métrite ou sclérose utérine reconnaît deux origines principales :

Elle peut être — et c'est là le fait le plus habituel — une conséquence éloignée d'une infection de l'endomètre et de l'endocervix. Le microbe s'est « éteint au sein des tissus qu'il a contribué à faire évoluer. L'acte matériel de la lésion aura seulement survécu », suivant l'expression heureuse de Doléris [1] ;

[1] Doléris. — *Métrites et fausses métrites.* Paris, Maloine, 1902, p. 553. Voir, dans cet important ouvrage, p. 540 à 579, la discussion

Elle peut être — plus rarement il est vrai, mais le fait est facile à observer chez certaines malades — l'aboutissant d'une congestion chronique non infectieuse.

Dans les deux cas, au processus microbien primitif actuellement éteint ou à la congestion idiopathique du début, il est nécessaire d'ajouter l'intervention d'un facteur d'ordre constitutionnel, d'ordre diathésique, comme on disait autrefois.

La sclérose utérine est, en effet, bien que relativement fréquente, infiniment plus rare que les lésions infectieuses de la muqueuse du canal cervical et de la muqueuse de la cavité utérine, infiniment plus rare aussi que la congestion idiopathique. Pourquoi certaines femmes et celles-là seulement finissent-elles par avoir un utérus scléreux, alors que le plus grand nombre échappe à cette transformation fibreuse? Pourquoi la sclérose utérine est-elle presque exclusivement observée, vers l'âge de 40, de 45 ans et même plus tard, alors que les premiers troubles locaux ou les premières lésions locales remontent à dix, quinze, vingt ans ou davantage?

La neurasthénie ne suffit pas, à elle seule, à provoquer la sclérose utérine; elle peut, sans doute, lui ouvrir la route en éternisant les troubles de circulation locale qui jouent un si grand rôle dans la chronicité des affections utérines, mais à cela se borne son effet.

C'est l'arthritisme, c'est la diathèse hyperacide qui est, ici, la grande coupable. Il est assez dans ses habitudes de produire la transformation scléreuse des tissus plus ou

sur les scléroses utérines, infectieuse, non infectieuse, syphilitique, tuberculeuse, etc., qui montre toute la complexité de cette question encore mal connue dont nous ne pouvons retenir, dans l'étude actuelle, que la partie se rattachant à notre sujet.

moins altérés au préalable par un état congestif de quelque durée et son processus est toujours le même : phénomènes d'artérite et de périartérite au début, puis formation du tissu conjonctif, s'étendant progressivement en dehors des vaisseaux, se constituant en tissu conjonctif adulte, étouffant peu à peu les éléments nobles, ici, la fibre musculaire lisse, et produisant ainsi la transformation fibreuse partielle ou totale de l'organe envahi.

De là cette induration des tissus, cette fermeté comparée à celle des fibroïdes, cette anémie locale ; à la coupe, l'utérus crie sous le scalpel, comme si on sectionnait du tissu fibreux. En un mot, c'est la sclérose arrivée à son complet développement. Or, ce sont exactement les caractères assignés par Scanzoni à ce qu'il appelait la seconde période ou période d'induration de la métrite chronique, alors que ce que nous avons décrit sous le nom de congestion utérine chronique correspond non moins exactement à ce qu'il dénommait première période ou période d'infiltration de la métrite chronique. Tant il est vrai que depuis longtemps on a constaté que la transformation scléreuse de l'utérus était toujours précédée d'une longue période de congestion.

Du temps de Scanzoni, les lésions infectieuses de l'utérus n'étaient pas connues ; le mot métrite était donc justifié. Actuellement, on doit réserver, avec Doléris [1] et avec Richelot, le nom de métrite aux lésions d'origine infectieuse et le nom de pseudo-métrite ou fausse métrite soit aux lésions para-infectieuses (si on me permet cette expression imitée du qualificatif : para-syphilitique, entré dans le langage courant), soit aux lésions non infectieuses. C'est ce que nous avons fait ici. Encore n'était-il pas inu-

---

[1] DOLÉRIS. — *Loc. cit.*

tile de montrer que la sclérose utérine, mieux comprise aujourd'hui dans son étiologie et dans sa pathogénie, mieux étudiée dans son histologie, a été observée dès le début des études gynécologiques. On pourrait même dire que sa fréquence était plutôt exagérée par les observateurs anciens, et du reste, même aujourd'hui, le mot métrite est un de ceux dont on abuse le plus.

Mais revenons à notre réquisitoire contre l'arthritisme.

Non seulement la diathèse arthritique est bien par excellence la diathèse productrice des scléroses, mais c'est vers 40 ans ou plus tard qu'elle détermine ordinairement cette modification pathologique des tissus ; c'est aussi la période de la vie à laquelle apparaissent ou se confirment les scléroses utérines.

En fait, chez les malades qu'il m'a été donné d'observer, l'existence de l'arthritisme était facile à déceler. C'étaient constamment des hyperacides urinaires, souvent des obèses ou des femmes tendant à l'obésité, à nutrition ralentie par conséquent, à désassimilation incomplète et insuffisante ; c'étaient, d'autres fois, des hépatiques, soit sous la forme ictérique, soit sous la forme lithiasique ; d'autres avaient de la gravelle urinaire, de l'oxalurie, etc., une était diabétique grasse, etc. En un mot, les coïncidences morbides concordaient toujours avec l'arthritisme dont la sclérose utérine apparaissait ainsi comme simplement une des manifestations locales.

Il est inutile, sans doute, d'insister sur la *symptomatologie* des pseudo-métrites : consistance plus ferme de l'utérus ; augmentation de volume de l'organe, qui conserve sa forme normale (alors que la matrice est plus ou moins bosselée, dans le cas de fibro-myomes interstitiels) ; augmentation de sa cavité mesurable à l'hystéromètre ;

absence des lésions habituelles de l'endométrite et de l'endocervicite infectieuses ; anémie et décoloration du col, visible à l'examen au spéculum, avec ou sans ectropions (qui ne dépendent jamais directement de la pseudo-métrite, mais qui peuvent coexister cependant avec elle), phénomènes douloureux de pesanteur, de tiraillement ; irradiations névralgiques à distance, comme dans toutes les affections utérines ; sécrétions et hémorrhagies peu abondantes ou nulles une fois que le travail de sclérose a subi son évolution complète et a produit l'atrophie de la muqueuse ; hémorrhagies transitoires au contraire lorsque ce travail est en voie de transformation ; tels sont, en résumé, les symptômes de la sclérose utérine.

J'insisterai seulement sur les deux points suivants :

Les pseudo-métrites peuvent se rencontrer dans les cas de grande névralgie pelvienne et s'accompagner, par conséquent, de ces phénomènes douloureux intenses, angoissants, cédant au repos absolu pour reprendre à la moindre fatigue, etc., que nous avons longuement étudiés dans un précédent chapitre (Voir, 2° partie, chapitre IV), mais alors, le plus souvent, il existe des adhérences péri-utérines et péri-annexielles qu'il suffit de faire disparaître, par les moyens que nous avons étudiés ensemble, pour faire disparaître les grandes douleurs ; la sclérose utérine sans complication n'est pas si tapageuse que cela, bien qu'on en ait dit.

Les hémorrhagies, sous forme de ménorrhagies ou de métrorrhagies, sont loin d'être constantes, dans les pseudo-métrites. Quand elles existent, elles ne sont pas en rapport avec les lésions hyperplasiques de la muqueuse utérine que l'on est habitué de rencontrer avec l'endométrite hémorrhagique d'origine microbienne ; aussi la curette d'exploration ne ramène-t-elle pas, dans ce cas, des lambeaux de muqueuse tomenteuse et hypertrophiée, mais glisse-t-elle sur une surface polie, sur laquelle elle ne mord que difficilement. C'est pourquoi il est juste de dire, avec Doléris [1], que ce sont des hémorrhagies rebelles au curettage utérin. Mais il ne faut, pour cela, exagérer l'importance et la gravité de ces pertes sanguines, car elles ne sont que transitoires, comme je le remarquais plus haut. En effet, après une période plus ou moins longue, et par le fait même de l'évolution du travail de sclérose, la muqueuse s'atrophie de plus en plus, en même temps que l'utérus primitivement hypertrophié diminue de volume et tend à s'atrophier également. Les hémorrhagies cessent ainsi, d'elles-mêmes, sans aucun traitement, encore que la thérapeutique (en dehors du curettage, tout à fait inutile) ne soit pas sans action sur elles comme nous le verrons bientôt. Il n'était pas oiseux de faire cette remarque, puisque l'hystérectomie a été, plus d'une fois, pratiquée pour remédier à des hémorrhagies dont le danger nous semble avoir été exagéré. J'ai gardé le souvenir d'une malade atteinte de pseudo-métrite à forme hémorrhagique pour laquelle, il y a une dizaine d'années, je fus vivement sollicité, à plusieurs reprises, par son médecin habituel et par un autre confrère, ami de cette malade, de faire le curettage qui, à leur avis, s'imposait sans retard. En vain faisais-je observer à ces deux distingués confrères que la patiente était à la veille de voir cesser complètement ses pertes sanguines, puisqu'elle avait près de la cinquantaine ; en vain leur disais-je que le curettage serait sans efficacité puisque la muqueuse utérine ne présentait pas les lésions hyperplasiques contre lesquelles cette opération est effi-

---

[1] DOLÉRIS. — *Loc. cit.*

cace ; ils ne se laissaient pas convaincre, et effrayés sans raisons suffisantes de l'abondance et de l'avance ainsi que de la durée des règles, ils ne parlaient de rien moins que d'appeler en consultation un chirurgien pour intervenir d'urgence, soit par le curettage, s'il se rendait à leur avis, soit par l'hystérectomie, s'il pensait comme moi à l'inutilité du curettage. Le danger n'était pas si grand qu'on le craignait, puisque, ayant obtenu un mois de répit, j'eus la satisfaction de voir la ménopause s'établir franchement dès cette époque, sans aucun retour offensif des hémorrhagies. Il est inutile d'ajouter que malade et médecins furent alors très heureux d'avoir cédé à ma demande de sage temporisation.

Le *pronostic* de la pseudo-métrite n'est pas si mauvais que certains l'ont prétendu : sous la forme douloureuse, la sclérose utérine ne conpromet jamais l'existence (Voir le chapitre consacré aux *Grandes névralgies pelviennes*) et sous la forme hémorrhagique, elle ne compromet l'existence que très exceptionnellement. Les hémorrhagies, qui sont le symptôme le plus grave, le seul symptôme grave, devrais-je dire, peuvent être combattues par des moyens médicaux qui, s'ils ne guérissent pas la sclérose avant que les progrès de l'âge la rendent complètement négligeable, permettent néanmoins d'attendre la ménopause libératrice sans que la vie de la malade soit en danger. Il importe de remarquer, en effet, que la sclérose utérine diffère des scléroses des autres organes par ce fait capital que l'atrophie progressive de l'utérus, par suite de l'évolution même du processus morbide, supprime les inconvénients de l'affection locale, et cela sans dommage pour la santé générale, puisqu'il est physiologique que l'utérus cesse de fonctionner à partir d'un certain âge. Combien elle diffère, par cela même, de la sclérose rénale ou de la sclérose hépatique, qui atteignent des organes dont l'intégrité est indispensable au bon fonctionnement de tout l'organisme et cela pendant toute la durée de la vie, c'est un point sur lequel il est inutile d'insister.

Existe-t-il un *traitement prophylactique* de la pseudo-métrite, telle que nous l'avons définie? Oui, sans doute, puisque nous avons établi qu'elle était toujours précédée, souvent pendant une longue période de temps, de troubles de circulation locale tenant soit à une endométrite microbienne négligée, soit à une congestion chronique insuffisamment traitée. Et, en fait, depuis que la thérapeutique des infections de l'endomètre et du canal cervical est devenue plus énergique, le nombre des pseudo-métrites a notablement diminué. Ceux d'entre nous qui font de la gynécologie depuis longtemps sont sans doute frappés de la rareté relative de ce qu'on appelait, autrefois, la métrite parenchymateuse à la période d'induration ; il est certain qu'on en observe beaucoup moins qu'il y a vingt ans. On en observerait moins encore si la congestion chronique (Voir 2ᵉ partie, chap. V, p. 125 et suiv.) était soignée aussi activement et si un grand nombre de médecins ne la considéraient comme une quantité négligeable. Nous n'avons pas à revenir sur cette partie du traitement que connaissent déjà nos lecteurs.

Le *traitement* de la pseudo-métrite confirmée est général encore plus que local.

Le *régime* et l'*hygiène* à recommander sont le régime et l'hygiène des arthritiques. Nos collaborateurs, MM. Pascault et de Grandmaison, traitent ces questions avec trop de compétence, dans cette Bibliothèque, pour que j'aie à faire autre chose que de renvoyer les lecteurs à leurs excellents travaux.

Les *iodures alcalins*, donnés à petite dose suffisamment prolongée, avec les intervalles de repos et de reprise habituellement conseillés dans ce genre de traitement, ne seront pas négligés, bien qu'on ne puisse guère espérer que cette médication se montrera promptement héroïque, dans les cas qui nous occupent.

L'*hydrothérapie* bien faite est une ressource vantée, à juste titre, par tous ceux qui ont écrit sur cette question. La formule qui me semble la meilleure est celle que j'ai déjà donnée à propos des grandes névralgies pelviennes. Il faut ajouter que, dans le traitement des pseudo-métrites, les douches doivent être régulièrement et longtemps données ; ce serait par semestres qu'il conviendrait de compter plutôt que par mois, si l'on voulait tirer de cette thérapeutique tous les avantages qu'elle comporte.

Au même titre, certaines *cures thermales* sont particulièrement indiquées : Salies-de-Béarn, Biarritz, etc. peuvent rendre de grands services, à la condition de renouveler au besoin plusieurs fois la cure et sous l'expresse réserve. dans les formes hémorrhagiques surtout, que cette cure sera dirigée avec toute la prudence désirable.

La *poudre de glande mammaire*, aux doses que j'ai indiquées précédemment, m'a paru, plusieurs fois, très utile contre l'avance des règles et leur abondance excessive. Il faut, dans le cas actuel, l'administrer sans interruption aucune, même pendant la durée des hémorrhagies. Quant à donner une explication plausible de cette action thérapeuthique, je ne saurais le prétendre, en ce moment, pas plus qu'on n'explique d'une façon satisfaisante pourquoi, dans le cas de fibro-myomes, ainsi que je l'ai observé moi-même, cette médication agit contre les tendances hémorrhagiques, pas plus qu'on n'explique comment la lactation interrompt généralement la menstruation, pas plus qu'on n'explique enfin pourquoi l'ablation des ovaires peut avoir une influence retardante sur l'évolution du cancer du sein ; ce sont des faits constatés... comme « la vertu dormitive » de l'opium qu'on n'explique guère mieux et qui n'est plus facilement admise que parce qu'on l'a observée depuis plus longtemps.

Comme *moyens locaux*, rien à faire du côté de la cavité utérine, avons-nous dit, ni curettage, ni même applications caustiques sur la muqueuse, électrolyse, etc. Les *dilatations* peuvent cependant être utiles pour combattre la tendance à la sténose des orifices et pour assouplir l'utérus. On utilise habituellement la laminaire dans ce but. Je me suis bien trouvé, pour ma part, de la mise en place, pendant 4 à 6 mois consécutifs, des *drains* d'Outerbridge qui font une dilatation permanente admirablement tolérée, même par les malades nerveuses.

Le *massage utérin* est également un bon moyen, surtout dans les formes douloureuses. On peut en rapprocher les *intermittences rythmées du courant continu* que J. Chéron a préconisées, il y a bien longtemps, contre les fibromes utérins.

Enfin, la *columnisation* est un adjuvant utile, comme calmant de la sensibilité locale.

Tous ces moyens locaux, comme je le disais tout à l'heure, le cèdent comme importance au traitement général, qui occupe la première place. C'est le cas ou jamais de se défier des excès de zèle. Il faut avoir de la patience, ne pas s'alarmer trop vite et ne jamais oublier que la ménopause est proche qui mettra fin à toutes les inquiétudes. L'hystérectomie, si tant est qu'elle soit nécessaire, ne le sera jamais que pour un très petit nombre de cas, la nature se chargeant de guérir le plus grand nombre, pourvu que nous l'aidions un peu.

3° PSEUDO-HYPERTROPHIES OU HYPERTROPHIES TRANSITOIRES.

A l'histoire des pseudo-métrites se rattache celle de certaines hypertrophies de l'utérus sans bosselures, sans myomes localisés, de ce qu'on a appelé aussi : utérus fibromateux ou encore gigantisme utérin. Les faits que je veux relater ici pourraient, à un examen unique, être étiquetés de la même façon, mais ce qui les différencie absolument des hypertrophies dont je viens de parler, c'est la marche de l'affection, à répétition, chez une malade, et sa *guérison complète* dans les deux cas observés par moi et dont je ne connais pas l'analogue dans la littérature médicale. C'est pourquoi je les appellerai : pseudo-hypertrophies pour les distinguer des hypertrophies vraies qui, elles, ne rétrocèdent jamais, ou encore hypertrophies transitoires, en m'appuyant sur la *curabilité* de l'affection.

Dans les deux cas, on pouvait relever une pathogénie complexe dans laquelle il est difficile de faire la part à chaque élément. Ces deux malades étaient des *neurasthéniques* profondément touchées ; toutes deux étaient et restent des *arthritiques* franches ; enfin, toutes deux avaient eu, comme antécédent local, plus ou moins longtemps avant l'accident que nous allons relater, une *infection puerpérale*, assez sérieuse chez la première et tout à fait grave chez la seconde.

Au reste, voici le résumé succinct de ces deux observations, sans autre préambule :

Obs. 1. — Mme de... fille de père et de mère arthritiques, arthritique elle-même (hyperacidité urinaire, gravelle urique, douleurs rhumatismales fréquentes : migraines, urticaires à répétition, excès d'alimentation carnée, etc.), a eu, à la suite de sa première grossesse, un accouchement laborieux suivi de fièvre, de nausées, de ballonnement du ventre. Mal soignée, a conservé une rétroflexion avec endométrite et endocervicite purulente et salpingo-ovarite double. Neurasthénie sérieuse par surmenage physique et moral, quelques années après cet accouchement.

S'est confiée au Dr J. Chéron qui, après avoir amélioré l'état général par une cure de repos et une série d'injections hypodermiques de sérum artificiel, lui a pratiqué un curettage soigneux. Consécutivement, je suis chargé de faire des massages. L'utérus revient à son volume normal et se maintient en antéversion physiologique, dès le premier mois de traitement. Les pertes blanches ne reparaissent pas. Les annexes, après un second mois de traitement, ne sont ni douloureuses ni augmentées de volume. Je continue à voir la malade de loin en loin et je puis constater la persistance de la guérison.

L'état général restait cependant assez médiocre et la neurasthénie, améliorée, il est vrai, se montrait tenace, en raison des fatigues exagérées et des tracas de toutes sortes que subissait la malade, mais l'état local restait parfait lorsque la patiente va faire un séjour de six semaines, à la campagne, dans un endroit humide, en plaine, où elle se sent beaucoup plus déprimée, abattue, perd l'appétit et le sommeil, souffre de rhumatismes musculaires et, pour la première fois depuis son curettage, ressent des pesanteurs dans le ventre, des brûlures internes, a quelques pertes blanches incolores, des douleurs de reins et de la difficulté à !a marche. Les règles viennent à la date prévue, mais sont un peu plus abondantes, plus douloureuses que d'habitude. Aggravation des malaises après cette époque. La malade rentre alors à Paris et je constate, à ma grande surprise, que l'utérus a pris le *volume d'un utérus à 2 mois 1/2 de grossesse*. Cependant la grossesse ne *pouvait* pas exister, dit la malade. Du reste les règles surviennent encore à la date attendue et sont d'une abondance normale, sans expulsion des caillots, sans rien qui puisse faire penser à une fausse-couche, et les règles précédentes avaient elles-mêmes été à peu près normales. Il ne fallait décidément pas attribuer à une grossesse l'hypertrophie de l'utérus constatée et notée plus haut. Il n'y avait pas non plus à songer à une infection récente, car il n'y en avait aucun symptôme et la malade affirmait n'avoir eu aucun rapport conjugal, pendant son séjour à la campagne.

Je conseillai de l'hydrothérapie générale, sous forme de douches écossaises ; comme traitement local : irrigations vaginales chaudes, quelques massages et quelques columnisations.

Au bout de deux mois, l'utérus était *revenu à son volume normal*.

Or, ce qui est le plus curieux dans le cas actuel, c'est qu'à trois reprises différentes, la malade ayant fait un séjour un peu prolongé dans le même pays, qui est, je l'ai déjà dit, un pays humide et un pays de plaine, les *trois fois* il y a eu une *hypertrophie* plus ou moins accentuée de l'utérus, hypertrophie qui a cédé au traitement déjà prescrit et a disparu complètement, en deux mois environ. Les années pendant lesquelles la malade a passé ses vacances dans la montagne n'ont amené aucun accident de cette nature.

Il semble donc que c'est au séjour dans un pays humide, réveillant l'arthritisme du sujet, dans un pays de plaine, déprimant un organisme déjà neurasthénique, qu'il faut attribuer les trois poussées d'hypertrophie utérine transitoire dont nous venons de parler. Il est vraisemblable aussi que l'infection ancienne dont les organes génitaux avaient été le siège, quelques années auparavant, a joué le rôle de cause prédisposante, créant un *locus minoris resistentiæ*.

Le cas suivant est encore plus curieux, en raison du volume énorme qu'avait atteint l'utérus, puisque sa *limite supérieure était remontée jusqu'à l'ombilic* et que là, également, il s'agissait d'une hypertrophie transitoire, ainsi que l'événement l'a prouvé, contre toute espérance, je dois l'avouer. Je noterai également cette coïncidence curieuse que ce second fait a été observé dans le même département et sous les *mêmes influences climatologiques* que le premier. Voici cette observation :

Obs. II. — Mme X..., réglée à 13 ans, mariée à 24 ans, accouchée à terme, le 16 avril 1892, un an après son mariage. Quelques jours après, fièvre qui monte progressivement à 39°,5. Ecouvillonnage. La fièvre persiste. Curettage quelques jours plus tard. Persistance de la fièvre, ballonnement du ventre, délire, etc. Etat tout à fait alarmant pendant 3 mois.

La malade n'a la permission de se lever que le 20 août 1892, c'est-à-dire plus de 4 mois après l'accouchement. Neurasthénie grave secondaire, alors que l'état général de la malade était excellent avant l'accouchement.

Les premières règles, très peu abondantes, se montrent en juillet 1893, plus d'un an après l'accouchement.

Je la soigne, en octobre 93, et je constate une subinvolution, de l'endométrite, de la salpingite gauche. La corne utérine gauche présente une tuméfaction, du volume d'une grosse noix recouverte de son enveloppe (fibrome interstitiel ? Point à discuter).

L'hiver de 1893-94 se passe bien du côté génital, la malade restant toujours neurasthénique. Manifestations arthritiques multiples.

En juin 1894, la malade part pour la campagne, dans une localité humide et basse.

Au bout d'une dizaine de jours, *sans fièvre*, elle est prise de douleurs dans le ventre, d'inappétence, de frissons, d'une fatigue extrême, l'obligeant à garder le lit.

Son mari, qui est un de nos confrères, la rejoint le 15 juillet, l'examine et constate que l'utérus est notablement augmenté de volume, dépassant le pubis de plusieurs travers de doigt. De temps en temps, sans fièvre toujours, la malade est prise de frissons, l'utérus augmente de volume, puis diminue un peu, les jours suivants, jusqu'à une nouvelle crise. De poussée en poussée, l'utérus *a atteint l'ombilic*, au moment où je l'examine, le 16 août 1894. Il y avait hypertrophie régulière de tout l'organe, au point que la première impression était qu'on avait affaire à une grossesse de 6 mois. Néanmoins, on ne sentait aucune partie fœtale et on n'entendait aucun bruit rappelant les bruits du cœur d'un fœtus. D'autre part, l'augmentation de volume de l'organe s'était faite par poussées, suivies de rétraction. Les règles n'avaient pas manqué.

S'agissait-il d'un fibrome à développement rapide ? Nous avons déjà parlé de l'épaississement constaté, avant les vacances, au niveau de la corne gauche de l'utérus. Cet épaississement était d'une dureté fibreuse, alors que l'hypertrophie constatée actuellement était de la consistance habituelle de l'utérus. Néanmoins cela semblait le diagnostic le plus rationnel.

Du 16 août au 15 septembre, l'utérus diminue progressivement de volume ; il est à égale distance de l'ombilic et du pubis, au 15 septembre, quand la malade est ramenée à Paris et examinée par J. Chéron, avec moi. Mon maître écarte le diagnostic de fibrome, en raison de la marche anormale de l'affection, et fait le diagnostic d'engorgement.

En janvier 1895, l'utérus était revenu à son état normal, bien que la corne gauche restât encore épaissie.

Comme traitement local : quelques massages et quelques

columnisations. Comme traitement général : 200 douches consécutives, ce qui a été le véritable traitement.

A plusieurs reprises, depuis lors, il y a eu quelques tentatives d'hypertrophie arrêtées, dès le début, par des massages et des columnisations.

L'épaississement de la corne gauche a complètement disparu et n'a plus été constaté depuis deux ans.

Ce retour à l'état normal semble bien permettre d'écarter le diagnostic de fibrome interstitiel, et force est bien de penser qu'il s'agissait de tissu conjonctif organisé, d'engorgement partiel, si l'on veut, de la corne gauche. Quant à l'hypertrophie de l'organe utérin dans son ensemble, elle n'était pas liée à un développement de tumeur fibreuse qui n'aurait pu disparaître aussi absolument sans laisser aucune trace.

Il faudrait un certain nombre d'observations semblables aux précédentes pour essayer d'en faire une théorie que je n'entreprendrai pas avec des documents aussi insuffisants. Je ne connais aucun fait publié jusqu'à ce jour qui puisse en être rapproché d'une façon légitime, mais il y a une analogie très nette avec ce que j'ai vu, dans certains cas de prolapsus utérins anciens avec énorme augmentation de volume de l'organe et qui sont aussi des fausses hypertrophies, au moins, si on donne au mot : hypertrophie, son sens classique de lésion définitive et incurable. En effet, dans ce cas, lorsque l'utérus est remis en place et maintenu en position normale, il ne tarde pas à diminuer de volume, et, dans un fait que j'ai observé, de 12 cent. 1/2 à l'hystéromètre, il s'est réduit à 6 cent. 1/2, en six semaines, après la réduction en antéversion physiologique.

Il y a aussi analogie avec l'augmentation de volume des utérus en rétroversion, augmentation suivie d'une diminution rapide quand l'organe a été correctement replacé.

Mais il n'y a qu'analogie, puisque dans les deux observations que nous avons dénommées : hypertrophies transitoires, l'utérus était en position tout à fait normale.

*
* *

4° Adhérences pelviennes chez les neurasthéniques

Les adhérences pelviennes, c'est-à-dire péri-utérines et péri-annexielles, sont d'une grande fréquence chez les neurasthéniques, ainsi que nous avons eu maintes fois l'occasion de l'indiquer dans nos études précédentes.

Chemin faisant, nous avons vu quels étaient les symtômes directement en rapport avec l'existence de ces adhérences, dans les inflammations annexielles, dans les déviations utérines ; nous avons insisté sur le rôle important que remplissent ces adhérences dans la pathogénie des grandes névralgies pelviennes ; nous n'y reviendrons pas. Pour être complet, il y aurait aussi à parler des adhérences autour des tumeurs fibreuses de l'utérus, et là encore nous pourrions dire que la douleur est liée bien plus à l'existence des adhérences qu'à celle de la tumeur elle-même, chez les neurasthéniques, plus que chez les autres malades…, mais cela nous entraînerait trop loin.

Ce qu'il importe d'établir, en ce moment, ce sont les conditions multiples qui peuvent créer les adhérences pelviennes en général, ce sont les conditions qui favorisent la formation de ces adhérences chez les neurasthéniques tout particulièrement, car cela nous permettra d'en conclure une prophylaxie efficace d'une des complications les plus ennuyeuses pour les malades atteintes de neurasthénie génitale.

Un exsudat — pus, sang, sérosité — s'est formé dans la cavité péritonéale, soit, dans le cul-de-sac de Douglas, derrière l'utérus, soit dans le voisinage des trompes et des ovaires ; cet exsudat est plus ou moins nocif pour le péritoine. Est-il très virulent ? c'est la péritonite généralisée et rapidement mortelle. Est-il d'une virulence atténuée ? la séreuse a le temps de se défendre ; elle englobe et limite l'exsudat, pour faire la part du feu, en quelque sorte ; puis elle cherche à s'en débarrasser, par évacuation dans les cavités voisines (intestin, vagin, vessie), si c'est un exsudat franchement purulent, par résorption, si c'est un exsudat sanguin ou séreux. Parfois la réparation est complète, mais souvent aussi l'exsudat disparaît en tant que collection liquide, mais il laisse après lui des tractus fibrineux ou conjonctifs dont la persistance attestera indéfiniment de l'inflammation qui a touché le péritoine à une époque plus ou moins éloignée. Ces tractus plus ou moins organisés, plus ou moins résistants suivant les cas, ce sont les adhérences pelviennes.

Les adhérences sont donc un processus naturel de défense de l'organisme, un processus de guérison, mais de guérison incomplète : le gros danger, qui est la péritonite, a été évité et c'est bien là le principal, mais l'organisme n'a pas eu la vigueur nécessaire pour se débarrasser tout à fait des résidus de l'inflammation locale.

En clinique, à virulence égale, nous voyons les malades se classer en deux catégories différentes, au point de vue qui nous occupe :

Les premières, qui sont vigoureuses, d'une santé générale parfaite, dont la circulation générale reste active, dont le cœur ne faiblit pas sous le choc qui a frappé le péritoine, dont la tension artérielle reste normale (ou est facilement maintenue par le traitement à la normale, ce qui, en définitive, revient au même), dont la nutrition générale et locale continue à être satisfaisante, celles-là sont rapidement et complètement guéries. J'en connais plusieurs, pour qui une opération avait semblé nécessaire au début de la poussée aiguë, qui, sans opération, et en peu de semaines, ont résorbé leur exsudat, si bien qu'il a été impossible, plus tard, d'en retrouver la trace.

Les secondes, au contraire, moins bien armées pour la lutte, par suite d'un état de dépression générale antérieure, dont la circulation s'est ralentie, dont le cœur a faibli, dont la tension artérielle a baissé à 9, 10 centimètres de mercure, dont la nutrition générale était médiocre, dont la nutrition locale était encore plus défectueuse, n'ont guéri, quand elles ont guéri, qu'en gardant des adhérences plus ou moins étendues.

On comprend que, chez les neurasthéniques, toutes ces conditions fâcheuses se trouvent réunies : organisme débilité d'avance, peu capable d'un gros effort ; circulation insuffisante en rapport avec la diminution de la tension artérielle ; activité nutritive des tissus très réduite ; par suite, réparation des lésions aussi lente et aussi incomplète que le permet la faiblesse de la vitalité générale. Si on ajoute que ces malades abusent du repos au lit qui les affaiblit encore davantage, qui les anémié et qui ralentit au maximum tous les phénomènes nutritifs, on s'explique comment elles ne peuvent guère ne pas garder des adhérences, à la suite d'une pelvi-péritonite même peu virulente.

Telles sont, à mon avis, les causes pathogéniques multiples des adhérences pelviennes, chez les neurasthéniques.

La *prophylaxie* des adhérences pelviennes se déduit logiquement des considérations qui précèdent.

Chez les malades prédisposées à la neurasthénie, et à plus forte raison chez celles qui sont déjà neurasthéniques au moment de la poussée aiguë ou sub-aiguë d'infection des voies génitales, on cherchera à tonifier l'organisme aussi rapidement et aussi énergiquement que possible.

Le repos au lit ne sera conseillé que pendant la période fébrile et, avec les précautions nécessaires, sera supprimé aussitôt qu'on le pourra sans danger de réveiller l'inflammation péritonéale.

On n'usera des injections sous-cutanées de morphine que dans la limite absolument indispensable et aux doses minima pour calmer les douleurs les plus violentes.

La glace sur le ventre, employée largement, présentera l'avantage d'atténuer la sensibilité locale, de limiter le travail inflammatoire, sans déprimer la malade ; appliquée sur de grandes surfaces, elle agit, au contraire, comme un moyen tonique dont la puissance n'est pas à dédaigner.

On prendra, aussi souvent que cela paraîtra nécessaire, la tension artérielle, se tenant prêt à faire une injection hypodermique de sérum artificiel dès que cette tension baissera notablement. Il n'est pas, du reste, le moins du monde utile de faire des doses massives ; le sérum concentré (formule Chéron) sera utilisé de préférence et à des doses variant de 5 à 20, 40 centimètres cubes, suivant l'intensité des phénomènes infectieux et suivant la réaction de l'organisme à l'injection hypodermique. De petites doses fréquemment répétées, toujours sphygmomètre en main, font merveille, bien mieux que l'introduction à l'aveuglette de torrents d'eau chlorurée, dont, à juste titre, on a signalé, dernièrement, les inconvénients multiples.

Dans ces conditions, il est remarquable de voir combien complète peut être la guérison, même après des poussées qui semblaient devoir laisser des lésions irrémédiables. Que si, cependant, il reste des adhérences, il n'y a aucun avantage à attendre des mois et des années, comme cela a lieu trop souvent, et c'est se faire une fâcheuse illusion, surtout chez les neurasthéniques, que d'espérer la collaboration efficace du temps et de la patience. Plus on attendra, plus les adhérences s'organiseront et plus leur résorption deviendra difficile. Il faut donc se mettre à l'œuvre, dès que cela est possible sans danger, en suivant les règles que nous avons déjà établies, dans nos articles précédents.

TROISIÈME PARTIE

LA NEURASTHÉNIE D'ORIGINE GÉNITALE. — LA NEURASTHÉNIE ET LES PSYCHOSES POST-OPÉRATOIRES

CHAPITRE PREMIER

LA NEURASTHÉNIE D'ORIGINE GÉNITALE

Sommaire. — Un rapide coup d'œil en arrière. — Pourquoi l'influence de la neurasthénie sur l'appareil utéro-ovarien a exigé de bien plus longues descriptions que celles que nous aurons à faire sur la neurasthénie à point de départ génital.

Dans un premier groupe de faits nous trouvons les grossesses répétées, l'allaitement trop prolongé, la stérilité, les affections utéro-annexielles. — Conditions morales ajoutant leur effet au surmenage physique, dans ces divers cas.

L'innocuité des tumeurs utérines et annexielles, vis-à-vis de la neurasthénie.

La puberté et les conditions dans lesquelles elle peut mener à la neurasthénie.

Opinion de Lawson Tait sur le surmenage intellectuel des femmes.

Les ménorrhagies et les métrorrhagies des jeunes filles.

Les hémorrhagies de la délivrance.

L'infection puerpérale et l'infection blennorrhagique et moyens d'éviter la neurasthénie secondaire à ces infections.

Le rôle des hémorrhagies répétées et leur pathogénie en vue de la prévention de la neurasthénie.

Le rôle de l'âge critique. — Les troubles nerveux qui peuvent accompagner la ménopause et le moyen de les combattre. Résumé.

Il n'est pas indifférent pour une femme atteinte d'une infection franche des voies génitales d'être ou de n'être pas, en même temps, une neurasthénique. L'affection locale revêt, chez la neurasthénique, des caractères cliniques tout particuliers ; elle se montre d'une ténacité qui peut paraître désespérante ; elle semble avoir une influence si désastreuse sur l'état général que malade et médecin, s'ils négligent de faire à la neurasthénie la grosse part de responsabilité qu'elle devrait légitimement assumer, sont conduits presque fatalement à porter un pronostic très grave et à chercher dans une opération, dont les résultats seront des plus incertains, la terminaison d'une maladie qui paraît incurable à l'aide des seules ressources de la gynécologie conservatrice. Il n'en est rien cependant, car, si l'on se donne la peine de dépister la neurasthénie, dans ces cas, si on la comhat vigoureusement, comme il est possible de le faire actuellement que la thérapeutique de cette névrose est devenue efficace ; si, parallèlement au traitement de la neurasthénie, on fait un traitement méthodique et régulier de l'affection locale, la guérison peut être obtenue, sans mutilation, sans crainte pour l'avenir, guérison vraiment complète et vraiment satisfaisante puisqu'elle résulte, à la fois, d'uue transformation de l'état général et d'une restauration des lésions d'ordre gynécologique.

C'est par cette question, d'une réelle importance, nous semble-t-il, que nous avons commencé l'étude de la neurasthénie génitale de la femme.

Dans les chapitres suivants, nous avons cherché quel pouvait être le retentissement d'une neurasthénie préexistante sur l'appareil génital, en dehors de toute infection utéro-annexielle, et nous avons passé en revue ces manifestations locales de la névrose : troubles de statique (instabilité, affaissement, rétrodéviation), grandes névralgies pelviennes, troubles circulatoires et trophiques (congestions chroniques, pseudo-métrite, hypertrophies transitoires, adhérences pelviennes). Nous avons essayé, pour chacune de ces manifestations, de démontrer par quel processus pathologique la neurasthénie arrivait à la déterminer ; nous avons essayé, pour chacune d'elles également, de mettre en relief la thérapeutique locale appropriée, en même temps que nous ne cessions de rappeler la nécessité non moins formelle de combattre la neurasthénie causale.

Malgré tout notre désir de faire court et de ne dire que l'indispensable, il ne nous a pas été possible d'exposer cette partie de question en moins de six chapitres, tant il est vrai que, pour nous, l'influence de la neurasthénie sur l'appareil génital de la femme est considérable, alors que, jusqu'ici, cette influence semble avoir été méconnue ou. tout au moins, n'a pas été proclamée avec cette insistance qui, seule, pourra suggérer aux praticiens d'en tenir compte dans les circonstances nombreuses où elle intervient dans la clinique journalière.

Envisageant aujourd'hui notre sujet sous une autre face, nous devons nous demander si les troubles de fonctionnement de l'appareil utéro-ovarien, si les lésions, les infections, les tumeurs de l'utérus et de ses annexes peuvent créer, à leur tour, la neurasthénie, chez une femme primitivement exempte de névrose, simplement prédisposée.

Nous ne consacrerons qu'un chapitre à la neurasthénie d'origine génitale ; c'est dire que nous la considérons comme moins importante, moins variée dans ses formes et moins grave comme pronostic.

Enfin, dans un second chapitre, nous résumerons la question de la neurasthénie post-opératoire et des psychoses post-opératoires et celle des indications et des contre-indications opératoires chez les névropathes et chez les aliénés.

*
* *

Maladie de fatigue et de surmenage physique ou de surmenage moral, la neurasthénie peut évidemment résulter d'une affection génitale, surtout quand il y a une hérédité névropathique, créant une prédisposition à l'épuisement du système nerveux central et mettant en jeu l'intervention de causes morales qui viennent ajouter leurs effets à ceux des causes physiques.

C'est ainsi que les *grossesses* répétées, trop rapprochées, risqueront beaucoup plus de déterminer de la neurasthénie si aux fatigues de la conception et de l'accouchement s'ajoutent les inquiétudes sur l'avenir matériel des enfants, la difficulté d'établir un budget satisfaisant, les soucis causés par la santé plus ou moins délicate, plus ou moins précaire des pauvres petits, si la mère est elle-même peu résistante physiquement et si elle a une de ces âmes facilement inquiètes et trop vite alarmées, que tous les médecins d'enfants connaissent bien.

L'allaitement trop prolongé, nuisible aux enfants, épuisant pour les mères, prêterait à des considérations du même ordre, sur lesquelles il est inutile d'insister.

Dans ce que nous appellerons la neurasthénie de la *stérilité*, au regret légitime de ne pas effectuer la continuation de la race se mêlent bien souvent d'autres ennuis moraux : il semble à la femme stérile qu'elle apparaît aux siens et même aux indifférents comme un être incomplet, mal développé, incapable de remplir son rôle normal dans l'existence et dans la société ; elle est parfois en butte aux reproches maladroits et bien inutiles de son mari, de ses beaux-parents surtout ; elle voit ses sœurs, ses belles-sœurs tirer vanité de leur fécondité plus ou moins heureuse, et elle s'attriste d'être dans une sorte d'infériorité physique et morale par rapport aux autres membres de la famille. Heureusement, dans bien des cas, la stérilité est curable, souvent par un traitement des plus simples, et la neurasthénie disparaît dès que la grossesse tant attendue est devenue certaine ; j'en ai vu bien des exemples. Les fausses grossesses, les grossesses nerveuses au contraire, avec la cruelle déception qu'elles entraînent, aggravent toujours cette neurasthénie de la stérilité, où le surmenage moral est seul en cause.

Enfin, pour les *affections utéro-annexielles*, ne serait-ce pas juste, bien souvent, d'incriminer comme cause de neurasthénie, à côté du rôle physique rempli par les sensations douloureuses, par l'impotence fonctionnelle, par les déperditions de sang ou de mucus, etc., l'influence non moins déprimante de certaines préoccupations morales ? Ne voyons-nous pas, tous les jours, des malades moins affligées de leur affection physique que des conséquences multiples que cette affection locale, surtout si elle est de longue durée, pourrait entraîner avec elle ? Telle femme regrettera surtout de ne plus pouvoir remplir complètement son rôle de maîtresse de maison, ses devoirs de mère de famille ; telle autre redoutera d'être amoindrie aux yeux d'un mari jalousement aimé, de perdre une part de son influence sur lui, de peut-être risquer qu'il se laisse prendre à un autre amour ; une troisième redoutera d'être, pour son entourage, une cause d'ennuis et de contrariétés, minimes sans doute, mais agaçantes à la longue pour des gens, pas méchants évidemment, mais gâtés par des habitudes de vie très en dehors et quelque peu égoïste.

Ainsi donc, la neurasthénie secondaire aux troubles ou aux affections du système génital, chez la femme, est, en grande partie, sous l'influence d'une prédisposition acquise ou héréditaire, et, si on analyse avec soin la succession des phénomènes, on voit que la lésion locale ou le trouble de fonctionnement n'est pas seul à intervenir comme facteur de l'épuisement nerveux, mais bien que l'on doit logiquement attribuer une importance, trop souvent négligée, aux conditions morales dans lesquelles se trouve la malade.

*
* *

Ces considérations nous aident à comprendre comment il se fait que la neurasthénie d'origine génitale soit liée bien plus ordinairement à des troubles locaux sans gravité réelle qu'à des grosses lésions, dangereuses par elles-mêmes, comme les volumineuses tumeurs fibreuses de l'utérus et les kystes multi-loculaires de l'ovaire. Il semble y avoir là un paradoxe dont il était intéressant de donner l'explication. Les succès brillants de la grande chirurgie dans ces cas où elle s'impose absolument (toujours, dans les kystes multiloculaires de l'ovaire et souvent pour les volumineux fibromes utérins), tiennent précisément à ce que l'opération supprime toute la maladie, puisqu'on se trouve en présence d'une grosse lésion locale avec un état général très satisfaisant. Nous ne cessons de répéter, au contraire, que la grande chirurgie est néfaste quand, semblable au pavé de l'ours, elle s'attaque, par les méthodes mutilantes, aux petites lésions dépendant de la neurasthénie ou génératrices de neurasthénie.

Quels sont donc les cas dans lesquels on observe la neurasthénie génitale, puisque nous venons d'innocenter le groupe des tumeurs sérieuses de l'utérus et des ovaires ?

La *puberté* a été incriminée par Barbaud et Lefèvre [1] comme susceptible de développer la neurasthénie. Le surmenage intellectuel, la réclusion dans un pensionnat, l'air confiné, le manque d'exercice, l'alimentation commune amènent, d'après eux, des troubles dans la menstruation qui peuvent conduire à l'épuisement nerveux. Il est certain que l'hygiène physique et morale des fillettes, dans les premières années de la menstruation, est souvent mal comprise aussi bien des parents que des institutrices. L'expression familière qu'une jeune fille ou une femme qui a ses règles est « indisposée », n'est cependant que l'exacte vérité et, pendant la période cataméniale, surtout tant que la fonction menstruelle n'est pas encore complètement établie d'une façon tout à fait normale, on devrait éviter aux fillettes toute fatigue physique, tout effort cérébral un peu intensif, toute émotion morale un peu vive. Si les institutrices et les mères de famille comprenaient leur responsabilité à ce point de vue, bien des détraquements du système nerveux seraient évités, sans inconvénients sérieux pour l'instruction des jeunes filles. Lawson Tait [2] insiste sur le danger du surmenage intellectuel des

---

[1] BARBAUD et LEFÈVRE. — *La Puberté chez la femme*, Paris, Maloine, 1897.

[2] LAWSON TAIT. — *Traité des maladies des ovaires* (trad. franç. d'A. Ollivier), Paris, Douin, 1886, p. 122.

femmes, qu'il accuse de provoquer une congestion ovarienne chronique, susceptible de devenir une cause sérieuse de stérilité pour plus tard. « Pour les femmes, dit-il, une culture exceptionnelle tend infailliblement à faire disparaître du nombre des mères les individus les plus aptes, ceux qui, le plus probablement, ajouteraient à la production des enfants d'une haute intelligence. » Quoi qu'il en soit, le surmenage scolaire, bien plus fréquent chez les filles que chez les garçons, peut être évidemment une cause de neurasthénie. Nous avons dit, tout à l'heure, comment on devait agir pour l'éviter.

Les *ménorrhagies* et *métrorrhagies des jeunes filles*, liées, le plus souvent, à cette congestion chronique des ovaires dont nous venons de parler, avec Lawson Tait, sont, lorsque le traitement en est mal compris, une cause de neurasthénie plus ou moins tenace. En voici un exemple : Une jeune fille de 15 ans, née d'un père arthritique, d'une mère à la fois arthritique et neurasthénique, réglée depuis deux ans, normalement dans les premiers mois, avait vu ses époques devenir de plus en plus rapprochées, de plus en plus abondantes, d'une durée de plus en plus prolongée. Dès le début de ces accidents, un médecin fut consulté qui conseilla la suralimentation, un repos, presque complet la moitié du mois, défendit tout exercice un peu actif et ordonna des préparations ferrugineuses destinées, dans son esprit, à combattre l'anémie révélée par les pâles couleurs de la jeune malade. Plus le traitement était rigoureux, plus les règles devenaient abondantes et prolongées. Un examen local avait été pratiqué qui ne révélait ni tumeur, ni polype muqueux, ni lésion évidente des annexes. Au fer on associa les arsenicaux et la situation ne faisait qu'empirer. C'est dans ces conditions que je vis la malade, pâle, affaiblie, un peu obèse, digérant mal, ayant de l'hypotension artérielle, de la dilatation d'estomac, de l'entéroptose, une congestion utérine intense, une légère rétroversion mobile, les deux ovaires sensibles et un peu augmentés de volume. Mon premier soin fut de supprimer complètement les ferrugineux et les arsenicaux qui ne pouvaient qu'exagérer la congestion utéro-annexielle. Je conseillai une alimentation de digestion facile, mais moins riche en aliments azotés, la suppression complète des vins dont on tendait à abuser, sous prétexte de tonifier le malade. J'ordonnai une vie plus active et le retour progressif aux jeux de grand air qu'on redoutait bien à tort ; je permis même la bicyclette avec modération. Une série d'injections hypodermiques de sérum artificiel diminua rapidement l'hypotension artérielle et réveilla la vitalité, augmenta l'appétit, donna des forces et, en activant la circulation cutanée, supprima cette pâleur du visage qui inquiétait tout le monde. La poudre de glande mammaire fut administrée, comme unique médicament interne, dans le but de combattre l'hyperfonction ovarienne, et eut, en effet, pour résultat, d'abord d'empêcher les règles de revenir avant le terme normal, puis de les rendre moins abondantes et moins longues. Après quelques mois de ce traitement, cette jeune fille avait repris son entrain, sa gaîté ; elle n'avait plus ni neurasthénie ni hémorrhagies. Fort judicieusement, ses parents ont compris qu'il valait mieux lui donner une bonne santé qu'un diplôme d'institutrice, dont elle n'a d'ailleurs aucun besoin ; on la laisse s'amuser le plus qu'elle peut et ne travailler qu'autant que cela ne la fatigue pas. Ce sera, je l'espère, malgré l'hérédité, une neurasthénique de moins, ce dont, plus tard, son mari, s'il est juste, devra s'estimer très heureux et rendre grâce aux dieux.

Des *hémorrhagies de la délivrance*, survenant à la fin d'une grossesse trop rapprochée des précédentes, peuvent aussi, chez une prédisposée, être le point de départ d'une neurasthénie plus ou moins rebelle, si le traitement est mal dirigé. Une jeune femme avait eu trois accouchements en cinq ans de mariage. Le dernier accouchement s'était accompagné de fortes hémorrhagies. Le repos au lit fut prolongé plus que de raison, et l'on ne fit aucun traitement local pour activer l'involution utérine et pour empêcher une rétroversion de se produire. Quand la malade essaya de se lever, elle sentit une pesanteur, une lourdeur qui rendait la marche et la station debout pénibles. Ses forces s'étaient amoindries, sa tension artérielle avait baissé, l'appétit était languissant, le sommeil troublé par des cauchemars, l'estomac ne tardait pas à se dilater, l'intestin à devenir ptosique, le moral déclinait, bref la neurasthénie s'installait dans la place. Que fallait-il faire? Tout d'abord, ne pas laisser la malade plus longtemps au lit, mais bien la mettre en mesure de reprendre progressivement la vie active et, pour cela, décongestionner l'utérus à l'aide de scarifications et de pansements osmotiques et surtout en la remettant en antéversion physiologique et en le maintenant, au besoin, à l'aide d'un pessaire de Hodge. En même temps, on aurait soutenu l'intestin par une sangle de Glénard, tonifié l'estomac par une série de massages, relevé la tension artérielle par le sérum artificiel et la guérison pouvait être complète en un ou deux mois. Au lieu de cela qu'a-t-on fait? Le col était gros et tendait à se rapprocher de la vulve, on pensa qu'une amputation du col, suivant la technique de Schrœder, remédierait aux malaises accusés par la malade. Malheureusement, bien que l'opération ait été faite par un de nos plus habiles chirurgiens, elle donna lieu à une atrésie presque complète de la partie profonde du col. D'où rétention du sang des règles, d'où hématosalpinx qu'il fallut inciser et évacuer par une colpotomie. D'où, enfin, des adhérences périsalpingiennes et périutérines, ces dernières transformant la rétroversion mobile, si facile à combattre, en une rétroversion fixe, dont le traitement sera laborieux et qui, en tout cas, est devenue beaucoup plus douloureuse. La malade pouvait encore moins songer à quitter le lit. On l'y condamne ainsi depuis deux ans ; elle s'affaiblit de plus en plus, une entérite muco-membraneuse réflexe est venue compliquer la situation. On se trouve désormais dans une impasse, l'état général étant devenu très mauvais et rendant difficile et aléatoire une opération radicale : la castration complète, qui a été proposée à plusieurs reprises, et l'état général ne pouvant pas être sérieusement amélioré tant que les lésions locales ne sont pas guéries. Voilà où peut conduire une fausse interprétation de la rétroversion neurasthénique, chez une femme récemment accouchée ! Le fait est instructif, on l'avouera. Nous verrons, dans un autre chapitre, quel est le traitement qu'on peut employer utilement dans les cas de ce genre (voir le traitement de la clinomanie neurasthénique).

Je pourrais citer aussi un autre cas de *rétroversion neurasthénique* consécutive à un accouchement laborieux, mais sans phénomènes d'infection, où une périnéorrhaphie fut pratiquée, sans aucun résultat. La malade continuait à vivre étendue sur une chaise longue, encore quatre années après l'accouchement, et sa neurasthénie ne faisait qu'augmenter par cette manière de vivre. Nous la retrouverons dans le chapitre consacré à la clinomanie.

L'*infection puerpérale*, quand elle se présente sous sa forme grave et prolongée, peut rendre neurasthénique une femme jusque-là très bien portante. Nous en connaissons un exemple intéressant dans la première observation de ce travail (voir 1re partie, chapitre II, p. 17).

Les deux cas de pseudo-hypertrophie que j'ai rapportés dans mon dernier chapitre (voir 2° partie, chapitre VI) en sont aussi des exemples très nets ; ces deux malades étaient prédisposées par une hérédité nerveuse, je le veux bien, néanmoins c'est l'infection puerpérale qui a été la cause provocatrice de la neurasthénie, dont elles n'avaient présenté aucun symptôme avant l'accouchement. Chez toutes deux, cette neurasthénie secondaire a été grave et longue à guérir. Une intervention plus énergique et plus prompte surtout — car, dans ces infections qui peuvent devenir rapidement redoutables, quelques jours gagnés font beaucoup à l'affaire — aurait évité bien des complications, au point de vue gynécologique comme au point de vue général. Je réserve, enfin, pour le chapitre de la clinomanie, un troisième cas qui nous démontrera combien peut être funeste l'abus du repos absolu — et le mot repos absolu doit être pris, ici, tout à fait au pied de la lettre, comme on le verra dans l'observation détaillée — dix-huit mois sans aucun autre mouvement que celui des bras, pour porter les aliments à la bouche ! — et combien il est illusoire de compter sur un repos aussi rigoureux pour guérir des lésions salpingiennes, reliquats d'infection puerpérale. La prophylaxie de cette variété de neurasthénie est donc tout entière dans les deux préceptes suivants : 1° intervenir vigoureusement dès que le diagnostic d'infection est posé ; 2° ne conseiller le repos au lit que pendant le temps strictement nécessaire à la guérison des lésions locales, ou bien, si ces dernières demandent un traitement trop prolongé, faire lever la malade dès que les accidents aigus sont passés, après huit jours d'apyrexie complète, par exemple. Nous parlons, bien entendu, des cas dans lequels il n'y a pas de phlébite, car alors le délai fixé tout à l'heure serait trop court, et d'autre part le danger serait trop considérable d'exposer la malade à une embolie, tant que le caillot serait susceptible de se détacher. Ce point est en dehors de notre sujet et je n'insiste pas.

Au même titre que l'infection puerpérale, l'*infection blennorrhagique* est parfois l'occasion d'une neurasthénie plus ou moins intense, surtout quand l'infection prend une forme sérieuse et s'étend aux trompes et aux ovaires. Les salpingo-ovarites aiguës d'origine gonococcique déterminent presque toujours un peu de péritonite pelvienne, même dans les cas relativement bénins ; il en résulte une hypotension artérielle sur laquelle j'espère bien pouvoir insister dans un autre travail, car c'est un point important et peu connu, et il comporte une sanction thérapeutique des plus intéressantes. Quoi qu'il en soit, cette hypotension est déjà un indice sérieux de l'affaiblissement général de la malade. Les fonctions digestives étant gravement troublées, la malade doit être mise à la diète et ne peut, par conséquent, reprendre des forces par une alimentation réparatrice. Les douleurs plus ou moins continues sont souvent assez intenses pour nécessiter l'emploi de la morphine qui déprime encore un sujet déjà affaibli. Le sommeil est médiocre, la plupart du temps, et voilà une source de récupération d'énergie qui fait défaut. Enfin, une fois les accidents aigus calmés, à moins qu'on n'ait su, sphygmomètre en main, combattre efficacement et journellement l'hypotension artérielle, commence une convalescence plus ou moins longue, qui peut laisser la malade neurasthénique, cela se comprend sans peine, après ce que nous venons de voir. Il ne reste plus qu'à garder inutilement la malade au lit, pendant des mois, ainsi que cela est conseillé, presque comme un traitement classique dont on ne songe même pas à rechercher quels sont les avantages — bien médiocres — et quels sont les inconvénients, ceux-ci formels et pourtant bien évidents, pour peu qu'on observe sans parti pris — pour voir la neurasthénie s'installer définitivement dans une place si mal défendue. On ne saurait trop souvent combattre cette idée très fausse et cette pratique très funeste aux malades qui consistent à les enserrer dans ce dilemme : expectation et repos au lit ou bien opération radicale. Au point de vue de la prophylaxie de la neurasthénie, il vaudrait cent fois mieux opérer dès que les accidents aigus sont terminés, car jamais le repos au lit n'a guéri les salpingo-ovarites chroniques. Mais comme correctif à cette opinion très bien établie dans mon esprit, j'ajoute aussitôt que l'opération est évitable, que la guérison est possible, dans la grande majorité des cas, à la condition de faire reprendre aux malades la vie active et de recourir à un traitement local suffisamment énergique. Rappelons-nous donc, une bonne fois, que la maxime « Tout ou rien » est une maxime déplorable en gynécologie.

A l'infection gonococcique se rattache la *cystite,* si rebelle parfois chez la femme et qui, chez elle comme chez l'homme, est souvent génératrice de neurasthénie.

Rappelons aussi que certaines malades sont obsédées de leurs pertes blanches, ordinairement liées à une *endocervicite* gonococcique et que la neurasthénie trouve parfois à s'accrocher à cette obsession ; ce sont des malades dont l'état mental est tout à fait comparable à celui des urinaires névropathes que tous les médecins connaissent bien, et qu'il est, par conséquent, inutile de décrire à nouveau.

Il est facile de comprendre que les *hémorragies répétées* dépendant d'une endométrite interstitielle ou d'une endométrite hyperplasique diffuse, avec ou sans fibromes interstitiels ou sous-muqueux, avec ou sans polypes utéro-folliculaires, muqueux ou fibreux. peuvent déterminer un affaiblissement général qui prédispose à la neurasthénie. L'ablation des polypes ou le curettage qui, ainsi que je l'ai démontré dans un autre travail [1], peut donner de bons résultats aussi bien dans l'endométrite myomateuse que dans l'endométrite sans fibromes, représentent la prophylaxie la plus efficace contre cette variété de neurasthénie secondaire. Une explication est, ici, nécessaire. Je viens de parler, entre autres hémorrhagies, de celles qui accompagnent certaines tumeurs fibreuses et je viens de dire qu'elles pouvaient être neurasthérisantes, si on me permet cette expression commode. Or, précédemment, j'indiquais comme un fait curieux, facile à vérifier, que les grosses tumeurs fibreuses et les kystes multiloculaires de l'ovaire n'étaient que rarement générateurs de neurasthénie. Ne pourrait-on pas voir là une sorte de contradiction? Nullement, car, à mon avis, ce n'est pas la tumeur fibreuse qui est directement la cause des hémorrhagies, c'est l'endométrie qui l'accompagne et ainsi l'on comprendra comment il se fait qu'un grand nombre de tumeurs fibreuses évoluent sans hémorrhagies alors que d'autres paraissent hémorrhagipares, car ces dernières sont toujours compliquées d'endométrite interstitielle

---

[1] Jules Batuaud : *Les hémorrhagies dans le cas de tumeurs fibreuses de l'utérus ; l'endométrite, cause de ces hémorrhagies, et leur traitement par le curettage.* In 8° de 134 p. avec fig. Paris, Steinheil, 1891.

ou d'endométrite hyperplasique diffuse, comme j'en ai fait la preuve dans le travail déjà cité. Cette endométrite elle-même est d'origine infectieuse comme l'endométrite banale des utérus non fibromateux et on ne conçoit pas, en effet, pourquoi l'existence d'un fibrome mettrait une femme à l'abri d'une de ces infections puerpérales ou gonococciques si fréquentes; il semble au contraire qu'elle y devrait être plus prédisposée. On voit, pour bien mettre la chose au point, combien est complexe la pathogénie des hémorrhagies utérines puisque nous en connaissons au moins trois variétés, en dehors des hémorrhagies d'origine cardiaque ou hépatique, etc., c'est-à-dire : 1° les hémorrhagies des scléroses utérines, où le curettage est inutile et inefficace, dont nous avons parlé dans notre dernier chapitre (voir 2° partie, chapitre VI); 2° les hémorrhagies liées à l'hyperhémie ovarienne, dont il a été question, plus haut, à propos des hémorrhagies de la puberté; 3° les hémorrhagies symptomatiques de l'endométrite interstitielle ou de l'endométrite hyperplasique, qui sont le triomphe du curettage et sur lesquelles nous venons de discuter un peu longuement. Cette discussion n'était pas oiseuse, cependant, car il est toujours bon de voir clair dans une question et, dans le cas actuel, cela nous donne les indications nécessaires à une bonne prophylaxie. Or, si ce chapitre peut présenter un certain intérêt, c'est bien moins en montrant les divers cas gynécologiques susceptibles de se compliquer de neurasthénie (six lignes suffiraient à cette énumération) qu'en mettant en relief la thérapeutique à employer pour éviter cette neurasthénie d'origine génitale.

Parmi les troubles nerveux si variés qui peuvent survenir au moment de *l'âge critique*, la neurasthénie occupe une place importante.

Quand une femme a pris la précaution de se faire soigner d'une façon complète et de n'arriver à la ménopause qu'avec un utérus en parfait état, cette période de la vie se passe souvent avec une facilité remarquable et la santé, loin d'en être ébranlée, retrouve un surcroît d'énergie. N'est-ce pas, en effet, une circonstance favorable en elle-même, que la suppression de cet écoulement menstruel qui entraînait avec lui une cause périodique d'affaiblissement, qui ramenait des poussées congestives des organes pelviens, qui troublait plus ou moins le système nerveux? C'est ainsi que, grâce à des soins appropriés, la ménopause non seulement n'aggrave pas la névrose mais est susceptible de l'améliorer, quand elle existait auparavant.

Mais, bien plus fréquemment, par suite de l'incurie des malades ou de la négligence des médecins, la ménopause est le signal d'une perturbation plus ou moins grave du système nerveux. Aux symptômes ordinaires de la neurasthénie, s'ajoutent alors, suivant les cas, des phénomènes de mélancolie, de mysticisme, d'érotomanie, de perversion des facultés affectives, quelquefois même des tendances au suicide, du délire des persécutions, de la paralysie générale progressive. Une des malades que j'ai observées me racontait qu'elle était très malheureuse d'impulsions qui la prenaient, plusieurs fois par jour, de jeter, par la fenêtre, ses petits enfants, bien qu'elle eût toujours pour eux la plus vive tendresse.

Il y a lieu avant de s'alarmer outre mesure, de s'enquérir avec soin de l'hérédité nerveuse de la malade. Si les antécédents héréditaires sont excellents, il n'y a pas à redouter une véritable aliénation mentale et le traitement aura, souvent en quelques semaines, raison des troubles les plus inquiétants à un examen superficiel. Dans les conditions contraires, le pronostic devient grave et doit être expressément réservé, surtout s'il s'agit d'un délire systématisé dont la malade ne se rend pas compte elle-même.

Ce traitement peut être résumé en quelques mots : 1° administration de poudre d'ovaire, pour compenser l'insuffisance de la sécrétion interne de l'ovaire ; 2° emploi régulier des purgatifs salins, deux fois par semaine, pour décongestionner les centres nerveux en faisant une dérivation intestinale ; 3° emploi du bromure de potassium, à la dose de 2 grammes par jour (1 gramme, 1 heure après chaque repas) pour combattre les troubles vaso-moteurs (bouffées de chaleur, etc.) qui sont presque constants au moment de la suppression des règles. En trois semaines, la malade dont je parlais plus haut a été radicalement guérie de ses impulsions morbides, sous l'influence de cette thérapeutique très simple et dont les deux derniers éléments sont, du reste, de la thérapeutique tradition-nelle.

*
* *

En résumé, la neurasthénie d'origine génitale est in-contestable, mais elle ne présente pas une importance primordiale, la première place revenant, sans aucun doute possible, à l'influence de la neurasthénie sur l'appareil génital de la femme.

C'est qu'en effet, si on prend la peine d'analyser scru-puleusement les observations, on constate qu'il faut une prédisposition spéciale pour devenir neurasthénique à propos d'un trouble de fonctionnement ou d'une lésion de l'appareil utéro-ovarien. On voit aussi que, très souvent, il convient d'attribuer un rôle non négligeable aux causes morales, — causes morales dont l'intervention est en raison directe du nervosisme de la malade — qui viennent ajouter un surmenage moral au surmenage physique en rapport avec la lésion elle-même.

Les grosses tumeurs ne sont pas, généralement, productrices de neurasthénie. L'hyperhémie ovarienne de la puberté, les ménorrhagies et métrorrhagies des jeunes filles, la stérilité, les hémorrhagies de la délivrance, les grossesses répétées, l'allaitement trop prolongé, l'infection puerpérale, l'infection blennorrhagique, les hémorrhagies de causes diverses, enfin les troubles de la ménopause peuvent, chez les prédisposées, être le point de départ d'une neurasthénie plus ou moins grave, plus ou moins durable. Nous avons pris soin d'indiquer, dans chacune de ces variétés, comment il convenait d'agir pour éviter cette neurasthénie secondaire, et nous avons vu, le cas échéant, ce qu'il fallait ne pas faire pour ne pas courir au-devant du danger.

On ne pourrait sans injustice nous accuser, d'après ce qui précède, de voir dans les affections utérines la cause la plus fréquente de la neurasthénie. Une remarque s'impose cependant, pour compléter notre pensée: Si la neurasthénie préexiste le plus ordinairement à l'affection utéro-ovarienne, cette dernière influence toujours, d'une façon fâcheuse, la neurasthénie primitive ou coexistante. Il en résulte que les troubles de fonctionnement et les lésions, même légères, de l'appareil génital de la femme doivent être l'objet d'une attention particulière chez le médecin qui soigne une neurasthénique, sans quoi le traitement général le mieux dirigé risquerait de ne donner que des résultats incomplets.

CHAPITRE DEUXIÈME

NEURASTHÉNIE POST-OPÉRATOIRE — PSYCHOSES POST-OPÉRATOIRES — INDICATIONS ET CONTRE-INDICATIONS OPÉRATOIRES CHEZ LES NÉVROPATHES ET CHEZ LES ALIÉNÉES.

Sommaire. — L'état mental des neurasthéniques les pousse à demander le secours de la chirurgie. — Avec la sécurité qu'offre actuellement la chirurgie, elles n'ont pas besoin, pour cela, d'un courage exceptionnel. — Aussi, sans doute possible, on a beaucoup trop souvent opéré des neurasthéniques qu'il eût mieux valu soigner médicalement.

Les inconvénients du traitement chirurgical sont démontrés par le résumé qui va suivre des travaux de M. Picqué et de ses collaborateurs aliénistes.

a) Neurasthénie post-opératoire.

Sa fréquence.

La neurasthénie simple. — Est-elle créée ou simplement aggravée par l'opération? — Cette dernière opinion est celle à laquelle nous nous rallions ; elle nous suffit pour justifier nos restrictions précédentes, au sujet des opérations chez les neurasthéniques.

La neurasthénie associée et ses variétés.

b) Psychoses post-opératoires.

Définition des psychoses post-opératoires, d'après M. Pelas.

Le terrain sur lequel elles se développent. — Les neurasthéniques remplissent bien les conditions voulues, ainsi que les hystériques.

Description de la psychose post-opératoire, d'après M. Briand.

Son pronostic.

c) INDICATIONS ET CONTRE-INDICATIONS OPÉRATOIRES CHEZ LES NÉVRO-
PATHES ET CHEZ LES ALIÉNÉES.

Les opérations gynécologiques ne sont pas plus dangereuses que les
autres, au point de vue des psychoses, et les petites opérations sont
aussi dangeureuses, sinon plus, que les grosses opérations. Chose
remarquable, plus la lésion est importante, plus l'opération est urgente, moins elle est grave au point de vue mental. — Les interventions pour phénomènes douloureux sont les plus à redouter.

Les obsédées de M. Mallet. — Les obsédées par une seule idée fixe.
— Les obsédées par une infirmité. — Les mélancoliques avec
idées hypochondriaques. — Les persécutées aux idées hypochondriaques. — Les états neurasthéniques et hystériques compliqués
d'idées hypochondriaques. — Les persécuteurs hypochondriaques.

Les neurasthéniques sont trop portées à attribuer tous
leurs maux, toutes leurs misères morales et physiques à
une lésion locale, — dont elles s'exagèrent du reste
presque toujours l'importance, quand elle existe, — pour
ne pas solliciter, avec insistance, une opération libératrice, surtout depuis que les progrès remarquables de
l'asepsie et de la technique ont abaissé la mortalité opératoire à un taux inespéré de nos devanciers. Le temps
est, en effet, et pour le plus grand bien des malades, heureusement passé, dans lequel c'était faire acte de courage
que de se confier au chirurgien. Aussi combien d'opérations ont été pratiquées, dans ces dernières années, sur les
organes génitaux de la femme tout particulièrement, pour
une des multiples manifestations de la neurasthénie génitale que nous avons étudiées ensemble dans les articles
précédents ! C'est pourquoi également nous ne cessions
de dire et de répéter que les neurasthéniques génitales
doivent, à moins de nécessité absolue, être traitées uniquement par des moyens médicaux visant, en même
temps, l'hygiène morale, le relèvement des forces générales et la cure des désordres locaux. C'est que l'interven-

tion chirurgicale, d'après les nombreux cas que nous avons eu l'occasion d'observer, ne donne que de mauvais résultats chez les neurasthéniques, qu'elle ne les guérit jamais, qu'elle aggrave souvent leur état général, comme nous en avons cité des exemples, qu'elle les expose même à voir se développer des troubles mentaux, de véritables aliénations mentales, incurables parfois, quand l'hérédité nerveuse est médiocre et constitue une prédisposition à la folie.

Cette question est trop grave pour être passée sous silence dans cette monographie de la neurasthénie génitale féminine. Elle commence du reste à être bien connue, grâce surtout aux patientes recherches faites par M. Picqué, en collaboration avec des aliénistes de valeur : MM. Briand, Dagonet, Febvré, et par ses élèves Pelas et Mallet. C'est dans les volumes : *Chirurgie des aliénés*, de MM. Picqué et Dagonet, qu'il faut lire l'historique intéressant et détaillé de cet important sujet. Nous ne ferons pas ici d'érudition, ce qui nous serait vraiment trop facile et serait sans avantage pratique pour nos lecteurs ; nous nous bornerons à résumer les faits si bien observés par M. Picqué et ses collaborateurs. Notre but sera atteint si nous avons démontré que, hors le cas de nécessité absolue, de lésion grave compromettant l'existence, toutes les nerveuses, et en particulier les neurasthéniques, ne doivent jamais être opérées. Et élargissant la question, puisque l'occasion s'en présente, nous résumerons, d'après M. Picqué, les indications et les contre-indications opératoires, chez les névropathes en général, et même chez les aliénées.

Nous verrons donc d'abord : *a)* la neurasthénie postopératoire ; puis *b)* les psychoses post-opératoires ; enfin *c)* les indications et contre-indications opératoires chez les nerveuses et chez les aliénées.

a) Neurasthénie post-opératoire.

« La fréquence de la neurasthénie post-opératoire est réelle, disent MM. Picqué et Dagonet (*Chirurgie des aliénés*, 2° vol., p. 206 et suiv.). En l'espace de cinq ans, nous avons observé, à la consultation externe de l'Asile clinique, 67 malades présentant des troubles divers à la suite d'opérations pratiquées dans les hôpitaux. Sur 67 cas, nous en avons observé 31 de neurasthénie pure et 8 cas de neurasthénie associée à d'autres troubles, ce qui porte à 59 sur 65 cas le nombre de neurasthénies post-opératoires simples et associées. »

Ces observations de *neurasthénie simple*, que nous engageons le lecteur à consulter dans le Traité cité plus haut, mais que nous ne pouvons reproduire ici, donnent lieu, en résumé, aux conclusions suivantes :

Tout d'abord, ces observations établissent, d'après les symptômes notés après l'opération, au moment où les malades ont été examinées, un état neurasthénique notable. S'agissait-il de neurasthénie créée de toutes pièces par l'acte opératoire ? C'était bien l'impression accusée par toutes les malades, mais on ne peut l'affirmer, car quelques-unes de ces malades pouvaient très bien être déjà neurasthéniques à leur insu, avant l'opération, et on s'est vraisemblablement trouvé, dans quelques cas, en présence d'une simple aggravation d'un état antérieur. Cette remarque est très judicieuse et marquée au sceau de la bonne clinique ; il n'en faut pas moins retenir ce qui, pour nous, est le point essentiel, à savoir que les opérations ont toutes chances d'aggraver les états neurasthéniques et c'est bien ce que nous avons dit dans les articles précédents.

Quant aux observations de *neurasthénie* post-opératoire *associée*, elles sont encore plus intéressantes en démontrant que le choc opératoire peut conduire de la neurasthénie simple à la folie, quand intervient la prédisposition héréditaire qui doit rendre si réservé le pronostic de la neurasthénie développée sur un mauvais terrain, à hérédité nerveuse plus ou moins chargée.

Quoi qu'il en soit, pour en revenir aux cas de MM. Picqué et Dagonet, il s'agit d'observations dans lesquelles on retrouve « sinon tous les signes de la neurasthénie, du moins quelques-uns d'entre eux et en particulier l'anéantissement, la sensation de fatigue qui est si caractéristique. A ces signes venaient se joindre les symptômes variés de la psychose post-opératoire, à savoir 3 cas d'hypochondrie, 3 états mélancoliques dont l'un associé à l'hystérie, 1 cas de folie circulaire avec obsession, 1 accès maniaque ».

Dans cette seconde série de faits, on voit combien a été funeste aux malades l'intervention chirurgicale, dans ses conséquences éloignées, et ne suffit-il pas de penser qu'une opération pourrait entraîner à sa suite, une fois par hasard, l'éclosion de la folie, pour rendre très circonspect dans l'indication opératoire chez les neurasthéniques ?

b) Psychoses post-opératoires.

Et d'abord que doit-on entendre par psychose post-opératoire ?

« Sous le nom de psychoses post-opératoires, dit M. Pelas (*loc cit.*, 1er vol., p. 331), il faut entendre les troubles de l'idéation consécutifs aux opérations chirurgicales et résultant du traumatisme opératoire, abstraction

faite de l'intoxication par les anesthésiques et les antiseptiques d'une part et de l'infection d'autre part.

« Une psychose post-opératoire est un ensemble de
troubles psychiques affectant les trois facultés, sensibilité,
intelligence et volonté, troubles psychiques offrant un
rapport de causalité avec une opération chirurgicale, à
laquelle ils sont consécutifs. »

Cette définition écarte absolument des faits que nous
avons à envisager ici le délire infectieux de la septicémie,
lequel délire n'est qu'un symptôme accessoire, toute la
maladie étant en réalité constituée par la septicémie. Le
délire septicémique, diffère autant de la psychose post-opératoire que le délire urémique diffère du délire chronique
de persécution, dit encore M. Pelas.

Comment et sur quel terrain se développent les psychoses post-opératoires ? « Elles ne frappent pas un opéré
quelconque (Pelas, *loc cit.*, p. 33o) ; elles ne frappent que
des dégénérés. Car encore ont-elles à faire un choix parmi
ceux-ci. Tous les dégénérés ne sont pas suceptibles de dé-
lirer, pour une opération chirurgicale, et, seuls, les sensi-
tifs, émotifs, en sont capables. Il n'y a qu'une catégorie
de dégénérés chez lesquels on ait quelque chance de rencontrer les psychoses post-opératoires et cette catégorie,
c'est celle des émotifs. Ils présentent une altération spéciale et profonde de la sensibilité psychique ; ils ont une
sensibilité tout à fait exagérée ; chez eux, les émotions font
rage ; un rien les fait tressaillir ; un rien les fait vibrer.
Ainsi l'exagération de la sensibilité, trouble fondamental,
un sentiment de terreur ou de crainte et l'appréhension
nous fournissent une explication logique et rationnelle de
la pathogénie des psychoses post-opératoires. »

Tout cela est fort bien, mais ne vous semble-t-il pas
que nous sommes bien là sur notre terrain neurasthénique

et que la neurasthénie peut revendiquer un bon nombre de ces émotifs avec excès dont vient de nous parler M. Pelas ?

Les hystériques répondent également bien à cette définition d'émotifs à outrance, aussi fournissent-elles un fort contingent au bilan des psychoses post-opératoires, comme nous le faisions pressentir dans le chapitre des Grandes névralgies pelviennes. « Les hystériques, disent MM. Picqué et Febvré (*loc cit.*, 1er vol., p. 206), ont un mode de réaction particulière vis-à-vis des opérations : les préoccupations morales anté-opératoires, l'opération elle-même, deviennent le plus souvent pour elles le point de départ d'une obsession qui les conduit à des troubles intellectuels. Beaucoup deviennent folles après une intervention, comme le montre Angelucci. La dénomination bien vieillie aujourd'hui de shock opératoire semble leur convenir particulièrement. »

Cette opinion méritait, à nos yeux, d'être citée et d'être mise en relief, dans ce travail, étant donnée la fréquence relative de l'hystéro-neurasthénie qu'on ne peut pas séparer complètement de la neurasthénie pure.

Sous quelles formes cliniques se présentent les psychoses post-opératoires, c'est un point que M. Briand [1] a particulièrement étudié et nous ne pouvons mieux faire que de citer ses propres paroles :

« Les symptômes de la psychose post-opératoire, dit–il, sont des plus variables.

« C'est en s'appuyant d'ailleurs sur cette variabilité des symptômes que quelques auteurs se refusent à grouper à part les psychoses post-opératoires ; aucun ne s'est

---

[1] PICQUÉ et BRIAND. — Nouvelle contribution à l'étude des psychoses post-opératoires. *Archives de Neurologie,* 1903, n° 87.

d'ailleurs appliqué à fournir des arguments très décisifs en faveur de la suppression des psychoses post-opératoires. Il y avait néanmoins dans leur étude des notions bien précises à acquérir au point de vue des indications et contre-indications opératoires sur les aliénés.

« Dans l'étude symptomatologique des psychoses, il convient, tout d'abord, d'éliminer les formes qui resssortissent à des lésions anatomiques bien définies ; on ne saurait y faire rentrer le cas du malade cité plus loin et devenu paralytique général après l'opération ; il l'était probablement avant et on ne doit voir dans ce fait qu'une simple coïncidence. Tout au plus pourrait-on penser que l'intervention chirurgicale a réveillé une symptomatologie jusqu'alors latente.

« A quelle cause attribuer la variabilité des formes délirantes que l'on peut observer à la suite des opérations? C'est la forme variable de la mentalité ou de la prédisposition qui crée les variétés du délire d'intoxication. Chez telle malade hystérique qui a présenté autrefois des accès de manie, l'acte opératoire pourra développer une psychose revêtant la forme de la manie hystérique. Chez telle autre, la psychose prendra les allures d'un délire de persécution, dans lequel ne manqueront pas d'entrer parents et opérateurs qui auront sollicité ou pratiqué une opération, dans le but de nuire au malade. Chez tel malade l'opération pourra, par la perte de sang ou les préoccupations morales, déterminer de la dépression mélancolique ou un véritable accès de délire mélancolique.

« La nature même de l'opération pourra avoir sur l'opéré une influence déterminante, quant à la forme de la psychose. Les opérations pénibles, la perte d'un membre, du sein chez les femmes, l'anus contre nature ou la fistule urinaire hypogastrique, les opérations entravant la puissance génésique chez l'homme, engendrent plus particulièrement les formes mélancoliques... Il faudrait donc, pour expliquer les différences symptomatologiques si considérables que l'on observe dans les psychoses post-opératoires, tenir compte de l'âge, des antécédents héréditaires, des formes de troubles mentaux présentés par la malade, surtout aussi du degré de prédisposition, enfin de la nature, de l'importance et du siège de l'opération pratiquée, ainsi que des suites opératoires. »

« Quant au *pronostic* [1], il dépend de la nature du délire et du terrain. Il est dominé par ces deux éléments et on ne saurait poser de règles à ce sujet. La folie vraie post-opératoire dure plus ou moins longtemps, mais nécessite toujours des soins dans des établissements spéciaux. »

c) Indications et contre-indications opératoires chez les névropathes et chez les aliénées.

Il ressort avec évidence de ce que nous avons dit, dans les pages précédentes, qu'on ne saurait être trop sévère dans la détermination d'une intervention chirurgicale quelconque, quand on se trouve en présence d'une névropathe-neurasthénique, et plus encore hystérique ou hystéro-neurasthénique. C'est à dessein que nous venons de parler d'une intervention chirurgicale « quelconque », car les travaux récents de MM. Picqué, Briand, Dagonet, Febvré, etc., semblent bien établir que les psychoses post-opératoires peuvent survenir à la suite d'une opération portant sur un point quelconque du corps, aussi

---

[1] BRIAND. — Communication écrite.

souvent qu'à la suite d'une opération gynécologique, de même que l'importance de l'opération semble n'avoir aucun rapport avec la gravité des complications mentales : une amputation du col est, à ce point de vue spécial, aussi dangereuse qu'une hystérectomie ou une castration. Petites ou grandes, toutes les interventions opératoires sont donc contre-indiquées, chez les névropathes, quand elles ne sont pas absolument nécessaires.

Il n'en est plus ainsi, bien entendu, quand on se trouve en présence d'une lésion locale très grave, compromettant l'existence de la malade, d'une grosse tumeur par exemple, d'une hernie étranglée, etc. Dans ces cas, le chirurgien a la main forcée et ne saurait refuser d'intervenir, sous prétexte de complications mentales à redouter. Il faut, d'abord, assurer l'existence de la malade, et cela d'autant plus, et le fait est très important à consigner, que les ablations de tumeur, les opérations pour lésions notables sont celles qui causent le moins fréquemment des psychoses consécutives. Heureusement, celles-ci surviennent bien plus souvent dans les cas pour lesquels l'opération n'était nullement urgente, dans les cas de névralgies par exemple, et, plus généralement, quand les douleurs sont tout à fait hors de proportion avec le peu de lésions constatées par un examen local bien complet. Retenez donc bien ceci que, chez les névropathes, il ne faut faire que les opérations pour grosses lésions et que, chez elles, le pronostic, au point de vue mental, n'est pas beaucoup plus chargé, dans ces conditions, que chez n'importe quel sujet. Mais n'oubliez jamais, comme contre-partie, que, chez les névropathes, l'opération la plus minime peut entraîner la folie, et que les opérations dirigées contre des phénomènes douloureux plutôt que contre de véritables tumeurs, les opérations de complaisance et non d'urgence, sont tout spécialement dangereuses, à ce point de vue. Ici, Pangloss serait en droit d'affirmer que tout est pour le mieux dans le meilleur des mondes.

Nous abordons, maintenant, l'étude des indications et des contre-indications opératoires chez les aliénées, mais qu'on ne s'y trompe pas, et c'est là ce qui, à notre avis, rend surtout la question intéressante pour les praticiens, dans les cas que nous allons envisager, il ne s'agit pas toujours, loin de là, de malades internées, dont la folie est diagnostiquée depuis plus ou moins longtemps, et au sujet desquelles le médecin aliéniste se concerte avec le chirurgien et discute, avec lui, l'opportunité de l'intervention opératoire. On se trouve, au contraire, souvent, en présence de malades en liberté, venant trouver le chirurgien pour solliciter une opération qu'elles réclament avec insistance, qui vont, s'il le faut, à trois ou quatre chirurgiens consécutivement, jusqu'à ce qu'elles aient obtenu d'être opérées, inventant, au besoin, des symptômes qu'elles n'éprouvent pas, pour arriver à forcer la main de l'opérateur.

Ce sont des obsédées dont M. Mallet, élève de MM. Picqué et Briand, a longuement étudié la psychologie dans sa thèse (*loc. cit.*, 2e vol., p. 343), que nous allons résumer aussi brièvement que possible.

« L'obsession, dit M. Magnan, est un mode d'activité cérébrale dans lequel un mot, une pensée, une image s'imposent à l'esprit, mais en dehors de la volonté, sans malaise à l'état normal, avec, au contraire, une angoisse douloureuse qui la rend irrésistible à l'état pathologique. »

« Sous le nom d'hypochondrie, dit Schüle, on désigne une psycho-névrose caractérisée par une hyperesthésie des nerfs sensibles de tous les territoires organiques ou de quelques-uns seulement ; cette hyperesthésie finit par déterminer une obsession psychique : au point de vue intellectuel, l'attention est essentiellement fixée sur des sensations anormales ; dans la sphère morale, on observe de la dépression et de l'angoisse ; du côté de la volonté, de l'inquiétude et de l'agitation, en même temps qu'une indifférence croissante pour tout ce qui n'est pas la maladie. »

Ces définitions mises sous les yeux du lecteur permettent de mieux comprendre les faits étudiés par M. Mallet.

Dans un premier groupe, il range les malades « chez qui l'état d'angoisse est consécutif non pas à des sensations anormales, mais à une idée vraie ou fausse qui s'impose à leur esprit d'une manière irrésistible. Si la raison qui a provoqué et qui entretient l'idée obsédante est visible et peut être atteinte par le chirurgien, il y a tout lieu d'espérer la guérison de l'état d'angoisse par l'ablation de la cause qui l'a provoqué ou qui l'entretient. En un mot, s'il existe chez ces malades *obsédés par une seule* idée fixe, une lésion ou une malformation justiciable d'une intervention opératoire, le chirurgien devra opérer avec quelques chances de succès. Si au contraire la cause somatique qui a mis en éveil l'inquiétude du malade n'a aucune importance, si, d'autre part, les phobies du malade sont multiples, le chirurgien devra s'abstenir, car il se trouvera en présence de malades tellement déséquilibrés, sur un terrain tellement instable qu'il devra craindre de voir surgir les inquiétudes du malade à propos d'un autre organe. »

Le second groupe de M. Mallet comprend les malades chez qui l'obsession entretenue par une affection chirurgicale réelle, parfois par une véritable infirmité (anus contre nature, fistule sus-pubienne par exemple, pour citer deux cas déjà observés), a fini par les faire tomber dans la mélancolie confirmée. S'il n'y a qu'une seule idée fixe, l'opération est, alors, nettement indiquée et, dans les deux cas cités plus haut, les malades ont pu quitter l'asile complètement guéris.

Les malades du 3° groupe sont des mélancoliques avec idées hypochondriaques. Elles sont surtout dangereuses pour elles-mêmes, à cause de leurs idées de suicide. Souvent elles réclament des opérations successives pour des douleurs sans lésions constatables et parfois elles arrivent à se faire opérer comme dans un cas où on fit, en peu de temps, un curettage, puis une opération d'Alexander, puis une hystérectomie, sans améliorer l'état de la malade qui réclamait encore un anus contre nature ! D'autres fois, plus rarement, il y a une lésion véritable. Dans ce dernier cas seulement, M. Picqué est d'avis qu'on peut opérer, mais en attendant la période de convalescence, non dans la période d'état. La question reste douteuse, semble-t-il, et peut-être serait-il plus sage de s'abstenir toujours, même dans le cas de lésions évidentes mais ne compromettant pas l'existence, bien entendu. Lorsque les observations seront plus nombreuses, on pourra fixer une règle plus précise ; dans l'état actuel de la science, il me paraît plus prudent de ne pas intervenir ou, du moins, comme l'a fait M. Picqué, de se couvrir toujours de l'avis conforme d'un médecin aliéniste.

Les persécutés avec idées hypochondriaques, qui constituent le 4° groupe d'obsédés auxquels peut avoir affaire le chirurgien sont, on le devine, de mauvais clients pour le chirurgien qui a tout lieu de craindre que l'acte opératoire ne devienne le point de départ d'un délire de persécution dirigé contre lui. Donc, ne jamais opérer les persécutés, sauf les cas d'urgence, est une formule très rationnelle, qui a été adoptée définitivement par M. Picqué. M. Mallet semble admettre des atténuations à cette règle absolue. Si les conceptions hypochondriaques ne reposent sur rien de palpable, il est évident que l'abstention s'impose, dit-il, mais si la lésion dont se plaint le persécuté était, bien que peu grave, de nature à causer de la douleur ou une gêne considérable, ce serait pour le médecin un devoir d'humanité d'intervenir, au risque de se voir plus tard pris pour un persécuteur par son malade. Il peut donc y avoir des exceptions à la règle générale, mais le chirurgien aura le droit de s'en rapporter à l'avis du médecin aliéniste qui, connaissant le malade à fond, pourra juger s'il y a lieu d'opérer ou de s'abstenir.

Les états neurasthéniques et hystériques compliqués d'idées hypochondriaques — plus haut, nous avons parlé des malades atteintes de névroses pures sans complications d'aliénation mentale — représentent le 5º groupe de M. Mallet. Les sensations anormales dont se plaignent les malades de ce groupe « portent presque toujours sur ses organes internes, les organes abdominaux ou les organes génitaux. De plus, les maladies dont ils se plaignent sont indéfinies, souvent multiples, toujours douloureuses. C'est chez ces malades que l'on rencontre les névralgies pelviennes, ovariennes, les varicocèles douloureux, etc. ». Je crois avoir été l'un des premiers, dès le mois de janvier 1893, lors de la première discussion, à la *Société de Chirurgie*, sur les grandes névralgies pelviennes, à rattacher ces névralgies à la neurasthénie et à l'hystérie (voir *Revue des Maladies de la Nutrition* — janvier et mai 1904, où j'ai repris et complété mon travail de 1893). J'ai été aussi l'un des premiers à montrer qu'on pouvait soigner ces cas avec succès, par un traitement médical, et combien était peu rationnelle la voie chirurgicale où on tendait à s'engager, avec trop de hardiesse. Actuellement, en s'appuyant sur les statistiques publiées par Angelucci et Pierracini (Opportunité et efficacité du traitement gynécologique dans les névroses hystériques et l'aliénation. *Riv. di freniatria,* XXIII, 1897) et sur les cas réunis dans la thèse de Mallet, on peut conclure fermement que ces malades n'ont rien à gagner à une opération. La chirurgie ne peut rien pour elles. L'opération laisse persister le délire, quand il existe, ou même l'aggrave. Nous avons vu, dans le paragraphe précédent, que c'étaient les malades et le genre d'opérations qui donnaient le plus souvent lieu d'observer des psychoses post-opératoires.

Enfin, le dernier groupe est représenté par les persécuteurs hypochondriaques. Ce sont des malades, dit M. Leroy, « qui présentent de nombreuses préoccupations hypochondriaques, accusent leur médecin de les avoir mal soignés, eux et leur famille. Ils le poursuivent avec un acharnement infatigable et ne reculent pas toujours devant des actes de violence »..

« Le plus souvent, ce sont les médecins, ajoute M. Mallet, qui sont les victimes de ces malades, parce que les idées hypochondriaques multiples qu'ils présentent relèvent plus souvent de la médecine que de la chirurgie. Mais il peut arriver aussi que pour son malheur le chirurgien soit choisi comme victime. Ces malades sont ceux dont le chirurgien doit le plus se défier, car pour peu qu'ils aient une lésion, si minime soit-elle, ils réussissent à la présenter sous un jour tel que le chirurgien est naturellement amené à opérer. Ces malades, d'une façon générale, doivent être prudemment laissés de côté par le chirurgien, parce qu'ils ont une tendance à faire entrer

dans leur délire toutes les personnes qui les approchent
et plus particulièrement celles qui exercent sur leur imagination une plus grande influence. » Là encore, et plus
que jamais, la chirurgie doit donc être réduite aux opérations d'urgence.

QUATRIÈME PARTIE

ÉTUDE DE LA CLINOMANIE NEURASTHÉNIQUE — RÉSUMÉ — CONCLUSIONS — RÈGLES GÉNÉRALES DU TRAITEMENT DE LA NEURASTHÉNIE

CHAPITRE PREMIER

ETUDE DE LA CLINOMANIE NEURASTHÉNIQUE

SOMMAIRE. — *Définition* de la clinomanie neurasthénique. — Ses divers degrés allant jusqu'à l'immobilité presque absolue au lit.

Pathogénie de la clinomanie. — Ce sont des endolories. — Le repos calme leurs douleurs. — Elles prennent l'habitude du repos comme d'autres deviennent morphinomanes. — Plus que la peur de la douleur, la peur de la maladie est une cause de clinomanie. — Les idées que se font les malades au sujet du rapport direct entre l'exacerbation des douleurs et l'aggravation de la maladie. — En quoi il est utile de connaître le raisonnement des malades, à ce sujet.

Lésions causales de la clinomanie : ptoses associées à des déviations, à des adhérences ou à des rétractions ligamentaires.

Conséquences médicales et sociales de la clinomanie. — Les conséquences médicales se déduisent de la vie peu hygiénique suivie par les clinomanes : perte des forces, amoindrissement de la résistance aux maladies infectieuses ; idées hypochrondriaques ; an-

kyloses ; troubles digestifs ; amaigrissement habituel ; parfois obésité, lithiases diverses, etc. ; troubles de la circulation cutanée.

Les conséquences sociales sont à prendre en considération pour décider les malades à se soigner.

Le *diagnostic* du symptôme ne présente aucune difficulté, mais il
n'en est plus de même du diagnostic causal. — Quelques exemples.

Discussion du *pronostic* du syndrôme clinomanie associé à ses conséquences multiples.

Traitement de la clinomanie. — Cas dans lesquels l'isolement est nécessaire ; le plus souvent, il n'est pas indispensable. — Précautions
spéciales à prendre en raison de l'état mental des malades et en
raison de leur hyperesthésie locale.

Utilité du massage général de l'abdomen. — Mesures à suivre dans
le massage gynécologique. — Les divers compléments du traitement local.

L'entraînement méthodique à la marche.

DÉFINITION DE LA CLINOMANIE NEURASTHÉNIQUE

Dans les trois premières parties de cet ouvrage, nous
avons, plusieurs fois, fait allusion à la clinomanie neurasthénique, ou, pour être plus précis, à la clinomanie
des neurasthéniques atteintes d'une lésion génitale chronique douloureuse.

On ne saurait, en effet, appeler clinomanes, les malades
qu'une affection génitale aiguë ou subaiguë oblige à garder
le repos, dans le décubitus horizontal, au lit ou sur une
chaise longue.

Existe-t-il, d'autre part, des neurasthéniques complètement indemnes de toute affection utéro-annexielle qui
soient cependant clinomanes ? Le fait est possible, bien
que, pour ma part, je n'aie pas eu l'occasion de l'observer.
Le traitement psychique suffirait, dans ce cas, à la cure
de la clinomanie.

Nous entendons donc parler, ici, de ces neurasthéniques qui, sans fièvre, sans affection pelvienne aiguë ou subaiguë, mais avec une lésion génitale chronique plus ou moins douloureuse, traînent une plus ou moins grande partie de leur vie au lit ou étendues sur une chaise longue. Il n'est pas nécessaire, disons-le immédiatement, que l'affection génitale soit grave, qu'elle soit importante comme lésion matérielle; elle est, au contraire, souvent minime et parfois absolument méconnue, à un examen rapide et superficiel. La cause locale de la clinomanie doit donc être recherchée avec beaucoup de soin, pour ne pas passer inaperçue, mais, s'il ne s'agit pas, ordinairement, d'une grosse lésion, il s'agit, en revanche, toujours et dans tous les cas, d'une affection douloureuse, c'est un point sur lequel on ne saurait trop insister.

« Vous êtes une endolorie », disait Bouilly à une de ces clinomanes, « la chirurgie ne peut rien pour vous ». C'était la parole d'un bon clinicien et d'un observateur sagace, car, en effet, la chirurgie n'a rien à voir en cette affaire. Heureusement, le médecin gynécologiste n'est pas désarmé, en pareil cas, nous le verrons bientôt, mais ce que je voulais montrer par cette citation, c'est que le rôle de l'élément douleur n'avait pas échappé à Bouilly, dans cette circonstance.

Il existe, du reste, des variétés de clinomanie plus ou moins accentuées. Telle malade reste longtemps au lit, passe une partie de sa journée étendue sur une chaise-longue, mais est encore capable de s'occuper de son intérieur, de recevoir des visites étant assise et même de marcher pendant quelques minutes. Telle autre, plus gravement atteinte, est incapable de faire vingt pas de suite et d'essayer une robe; elle passe son temps soit couchée dans son lit, soit étendue sur une chaise-longue, soit encore étendue dans une voiture mécanique, et grâce à cette voiture, elle peut se transporter d'une pièce dans l'autre et assister aux repas de famille. Cette autre vit ses journées presque entières dans son lit, mais elle y fait sans peine sa correspondance et divers travaux de couture ou d'agrément ; elle parvient même, en faisant rouler un piano au bord du lit, à surveiller personnellement les études musicales de ses filles. Cette dernière, enfin, non seulement ne quitte pas son lit, mais n'y exécute que les mouvements rigoureusement indispensables à l'existence, si bien qu'elle se trouve réduite à ne plus pouvoir s'asseoir dans le lit, tellement ses différentes articulations se sont raidies, ankylosées par cette immobilité presque absolue. Tels sont, en prenant des exemples parmi les cas que j'ai pu observer dans ma clientèle, les divers degrés de la clinomanie neurasthénique.

PATHOGÉNIE DE LA CLINOMANIE NEURASTHÉNIQUE

La *pathogénie* de la clinomanie, telle que nous venons de la définir, est facile à comprendre quand on connaît bien l'état mental des malades qui présentent ce symptôme. Cet état mental était identique chez toutes les malades qu'il m'a été donné d'étudier, et voici, à mon avis, comment elles deviennent clinomanes :

Rappelons-nous, tout d'abord, que ce sont toujours des endolories. Or, tous les médecins le savent bien, le repos au lit est un merveilleux calmant des douleurs pelviennes. Soit à la suite d'une ordonnance de leur médecin, qui, comme cela est arrivé souvent dans les cas que j'ai vus, avait conseillé le repos faute de savoir quelle autre thérapeutique il pourrait mettre en œuvre, soit par l'effet d'une expérimentation personnelle, en quelque sorte instinctive, les malades dont il s'agit n'ont pas tardé à reconnaître qu'elles ne souffraient plus quand elles se condamnaient à rester étendues, alors que la marche et la station debout réveillaient, au contraire, les sensations douloureuses dont elles se plaignaient.

La peur de la douleur, évitable à leur gré, ne l'oublions pas, conduit facilement ces malades à user, d'abord, puis à abuser du repos au lit. Les neurasthéniques sont essentiellement des êtres d'habitude, vous le savez et cela a été maintes fois répété ; elles prendront donc l'habitude du repos au lit, et cette habitude deviendra, au bout de quelque temps, un véritable besoin. Il en est qui deviennent clinomanes comme d'autres deviennent morphinomanes. Dans les deux cas, la peur de la douleur fait recourir à un calmant dont on n'use que de loin en loin, pour commencer ; auquel on demande assistance de plus en plus souvent et dont on finit par ne plus pouvoir se passer. Il arrive du reste quelquefois que les malades cumulent le repos au lit et l'emploi abusif des calmants (morphine ou chloral), comme j'en ai observé des exemples.

La peur de la douleur suffit à expliquer quelques cas, mais non tous les cas, et quelques clinomanes très intelligentes m'ont bien démontré que la peur de la douleur n'était pas directement et uniquement la raison pour laquelle elles gardaient le repos au lit. Pour elles, la crainte d'une maladie grave et même la peur de la mort, quand elles s'analysaient plus complètement, étaient responsables de leur clinomanie, bien plus que la peur de la souffrance. Comment cela ? Ce sont des malades qui ont peur de mourir. Quelquefois, elles ont déjà passé par une affection pelvienne aiguë dont la gravité ne leur a pas échappé ;

d'autres fois, elles ont pu voir, autour d'elles, des cas de péritonite à terminaison fâcheuse. Elles savent donc qu'on peut mourir d'une affection génitale.

Or, quand elles essaient de marcher, quand elles se trouvent debout, quand elles font un exercice quelconque, elles souffrent dans le ventre, légèrement d'abord, puis de plus en plus, si elles insistent et vont jusqu'à la fatigue. A la douleur s'ajoute parfois du ballonnement du ventre qui augmente leur frayeur. Un médecin appelé ne constate aucune lésion notable et, néanmoins, par mesure de prudence, conseille un jour de repos. Aussitôt le calme renaît, la douleur s'atténue, puis disparaît. On recommence l'expérience, quelque temps plus tard, et on repasse par les mêmes péripéties.

Pour les malades, toute douleur est l'indice d'une maladie localisée ; pour les neurasthéniques, qui sont des raisonneuses, ne l'oublions pas, une douleur dans le ventre est la preuve de l'existence d'une lésion pelvienne, en dépit de toutes les dénégations des médecins. De plus, une douleur continue et très pénible est, dans leur esprit, liée à une lésion chronique, déjà sérieuse par elle-même. Si le repos au lit calme la douleur, c'est donc qu'il atténue la maladie. Si l'exercice exacerbe la douleur, c'est qu'il aggrave les lésions locales dans les mêmes proportions. Quand la douleur devient intolérable — et les neurasthéniques n'en demandent pas beaucoup pour la juger telle — c'est que la maladie devient vraiment inquiétante. Voilà déjà, dans leur imagination, la mort qui les guette. Le médecin aura beau dire qu'il ne constate aucune lésion de quelque importance, la malade est persuadée qu'il ne sait pas trouver la cause de son mal, et, comme elle ne veut pas mourir — non pour elle-même, certes, mais à cause de son mari ou de ses enfants, vous dit-elle bien sérieusement — elle se remet au lit, au lit qui calme, au lit, qui, par conséquent, atténue le mal s'il ne suffit pas à le guérir.

Une simple remarque, pour en finir avec cette pathogénie. Il est bien entendu que moi, médecin, je n'accepte pas pour scientifiquement fondés les raisonnements, si logiques en apparence, si rigoureusement déduits par les clinomanes, mais d'autre part, avons-nous le droit de leur faire un crime de n'avoir qu'une logique de malades, qu'une logique de personnes ignorantes de la médecine ? Quoi qu'il en soit, j'estime qu'il n'est pas inutile de savoir ce que pensent les malades pour pouvoir discuter leurs idées fausses. Il est, en outre, indispensable de bien interpréter la pathogénie de la clinomanie pour lui opposer une thérapeutique efficace, ainsi que nous le verrons bientôt.

Lésions causales de la clinomanie

Nous avons vu quels sont les divers degrés de la clinomanie neurasthénique, au début de ce chapitre, alors que nous précisions la définition de ce symptôme.

Nous avons dit également que la clinomanie neurasthénique est en rapport avec une lésion pelvienne douloureuse, avec une affection utéro-annexielle douloureuse. L'observation clinique nous a démontré qu'il s'agissait, non d'une simple coïncidence morbide, mais bien d'un rapport de cause à effet, car nous avons toujours vu le traitement de l'affection utéro-annexielle conduit avec certaines précautions sur lesquelles nous aurons à insister tout à l'heure, influencer favorablement et finalement guérir la clinomanie. Et inversement, nous avons toujours constaté l'échec de toute thérapeutique négligeant le côté gynécologique de la question.

Il s'agit du reste, ici, le plus souvent, de ces affections qui vous sont bien connues et que nous avons continuellement rencontrées sur notre chemin, en décrivant la neurasthénie génitale de la femme.

Presque toutes les clinomanes ont des ptoses viscérales multiples : entéroptose, dilatation d'estomac, néphroptose. Chez toutes, l'indication de la sangle est urgente, cela va sans dire, mais elles présentent, en outre, soit des adhérences pelviennes, soit des déviations utérines, soit les unes et les autres diversement combinées, suivant les cas. C'est pourquoi la sangle, à elle seule, ne suffirait pas à leur permettre de marcher.

Voici les associations cliniques les plus fréquentes :

Ptoses viscérales et rétroversion mobile ou rétroversion adhérente :

Ptoses viscérales, adhérences péri-utérines et péri-annexielles ;

Ptoses viscérales avec douglassite, avec ou sans lésions annexielles chroniques :

Ptoses viscérales avec rétraction d'un des ligaments larges ;

Ptoses viscérales avec douglassite et rétraction des ligaments utéro-sacrés ;

Ptoses viscérales et adhérences autour d'un utérus fibromateux.

Nous retrouvons, dans cette énumération que je borne aux associations cliniques dont j'ai personnellement observé des exemples, à peu près les mêmes séries que pour les grandes névralgies pelviennes (voir 2° partie chap. IV), et, comme pour ces dernières, les adhérences pelviennes tiennent de beaucoup la première place. Il n'y a pas lieu d'en être surpris et l'on pourrait peut-être dire : les clinomanes sont de grandes névralgiques pelviennes qui ont su trop bien calmer leurs douleurs par le décubitus horizontal plus ou moins continu et même permanent. Dès lors, elles ont passé d'une catégorie dans l'autre ; toutes les clinomanes vous diront, en effet, qu'elles ne souffrent pas du tout quand elles sont immobiles, mais, en revanche, qu'elles souffrent dès qu'elles essaient de marcher.

Conséquences médicales et sociales de la clinomanie

Les *conséquences* médicales de la clinomanie se déduisent logiquement de la vie anormale que traînent ces malades, privées de tout exercice et presque confinées chez elles.

Chez toutes, on observe une perte progressive des forces, un amoindrissement de la résistance organique qui les rendent d'une susceptibilité spéciale au plus léger refroidissement et les prédisposent grandement à la tuberculose pulmonaire ou à la tuberculose intestinale, comme cela est arrivé dans une de mes observations.

Plus ou moins sevrées de beaucoup des distractions qui mettent un peu de gaîté dans la vie, elles sont, plus que toutes les autres neurasthéniques, continuellement préoccupées de l'état de leur santé, exagérant le moindre de leurs malaises, obsédées, d'une façon plus ou moins intense, de l'idée qu'elles ont une affection incurable qui les conduira bientôt à la tombe.

L'immobilité à laquelle elles sont contraintes, non seu-

lement diminue leur force musculaire, mais encore en-
lève toute souplesse à leurs articulations qui se raidissent
et s'ankylosent plus ou moins.

Le plus souvent, l'appétit est très diminué, les digestions sont lentes et pénibles, la constipation est opiniâtre,
l'entérite muco-membraneuse est fréquente, les fermentations secondaires des voies digestives sont habituelles
avec les phénomènes d'auto-intoxication que ces fermentations entraînent à leur suite. La plupart sont plus ou
moins et quelques-unes très amaigries.

Exceptionnellement cependant, j'ai vu, dans la clinomanie, l'appétit rester à peu près normal, et alors les malades devenaient rapidement obèses, par suralimentation
involontaire mais réelle, relativement au peu de dépenses
musculaires effectuées. Dans un de ces cas, l'obésité était
extrême, par suralimentation voulue, abus des jus de
viande et de la viande crue pris en dehors des repas déjà trop
copieux, dans le vain espoir de récupérer ainsi des forces et
de guérir. Il en résultait des ballonnements du ventre très pénibles, des douleurs viscérales plus ou moins continues,
des névralgies et des douleurs musculaires diverses, des in-
digestions fréquentes, des poussées congestives du foie,
des poussées hémorrhoïdales, etc.

La circulation cutanée est peu active, surtout celle des
membres inférieurs et ces malades se plaignent, en toute
saison, d'être refroidies. Leur visage est pâle, les gencives
sont décolorées, la blancheur cireuse des mains les ferait
prendre à première vue pour des chlorotiques. Dans une de
mes observations, la circulation était tellement languis-
sante que le cœur et les reins étant en parfait état, sans
phlébite, il existait un œdème dur, pour ainsi dire élé-
phantiasique, s'étendant depuis les pieds jusqu'aux genoux et déformant les jambes à un degré presque in-

croyable. Cette malade est le premier cas de clinomanie que j'ai eu à soigner et a parfaitement guéri, mais non sans peine, car avant de pouvoir entreprendre le traitement de sa double salpingo-ovarite, il a fallu mobiliser les deux articulations du coup de pied, du genou et de la hanche complètement ankylosécs par dix-huit mois d'immobilité aussi rigoureuse que possible.

Il n'y a guère lieu, sans doute, d'insister sur les conséquences plutôt fâcheuses que présente la clinomanie au point de vue social. Quand elle dure pendant des années, (dix-huit ans dans une de mes observations, seize ans dans deux autres par exemple), elle entrave la vie de famille à un degré que l'on peut facilement imaginer ; trop souvent elle arrive peu à peu à éloigner le mari de sa maison ; elle trouble l'éducation des enfants ; elle représente un gros surcroît de dépense pour les ménages peu fortunés. Cependant il n'est pas inutile de penser à ces conséquences extra-médicales de la clinomanie car, d'une part, elles sont bien de nature à encourager le médecin dans sa lutte contre ce symptôme tenace et difficile à combattre, et, d'autre part, c'est en montrant aux malades, trop portées à l'oublier, combien elles sont à charge à leur entourage, moralement et matériellement, qu'on a le plus de chance d'obtenir qu'elles surmontent les ennuis du traitement. Dans plusieurs cas, je n'ai pu décider les malades à se soigner comme je le voulais et à guérir qu'en m'appuyant sur ces considérations d'ordre familial. Un peu de rudesse ne messied pas en pareille circonstance, et on ne vous en tiendra pas rigueur pendant bien longtemps, si vous savez, par la suite, consoler et encourager votre patiente et lui prouver, en même temps que votre fermeté, votre réel dévouement.

DIAGNOSTIC DE LA CLINOMANIE

Le *diagnostic* du symptôme clinomanie ne présente aucune difficulté après la description que nous avons donnée. Mais ce qu'il importe de faire, c'est de remonter du symptôme à sa cause et de procéder à un examen gynécologique méthodique et complet pour trouver l'affection locale d'où découle la clinomanie. Ce n'est pas toujours chose facile, semble-t-il, puisque cette cause avait été méconnue dans plus des trois quarts des cas soumis à mon observation.

Et non seulement il faut relever, avec soin, les lésions locales, mais encore si elles sont multiples, il est nécessaire de les analyser et de voir quelle est spécialement, parmi ces lésions, celle qui est douloureuse, celle qui donne lieu aux phénomènes redoutés de la malade, tels que le ballonnement du ventre, etc. Ce n'est pas toujours, en effet, dans un cas complexe donné, la plus grosse des lésions pelviennes qui détermine la clinomanie. Ainsi, voilà une clinomane dont l'utérus est fibromateux avec quelques adhérences intestinales ; détruisez les adhérences et vous guérirez la clinomanie sans avoir besoin de diminuer le volume de l'utérus. Le diagnostic des adhérences était donc là le diagnostic causal. Une autre malade a une rétroversion adhérente, de l'endométrite plus ou moins ancienne et une légère salpingo-ovarite ; vous aurez beau supprimer l'état inflammatoire de l'utérus et des annexes, si vous ne pouvez replacer l'utérus ou tout au moins le mobiliser, vous ne modifierez en rien la clinomanie. Les mêmes remarques sont applicables aux associations morbides diverses que vous pourrez rencontrer avec la douglassite, les rétractions des ligaments larges ou des ligaments utéro-sacrés. Il faut donc, en définitive, fouiller avec méthode tout le petit bassin et ne vous déclarer satisfait que quand vous aurez mis la main sur la bride, sur les adhérences, sur la rétraction ligamentaire dont le contact arrachera un gémissement à la malade et vous vous direz : C'est ce point là, tout d'abord, qui doit être supprimé.

PRONOSTIC DE LA CLINOMANIE

Je n'hésite pas à dire que le *pronostic* du syndrôme clinique étudié ici, c'est-à-dire du symptôme clinomanie associé à toutes ses conséquences dont nous parlions, il y a quelques instants, est grave dans certains cas, puisqu'il peut conduire indirectement à la mort ; j'en connais au moins un exemple. Dans tous les cas, le pronostic est sérieux, car il s'agit d'un état essentiellement chronique, n'ayant aucune tendance à la guérison spontanée : j'ai déjà dit que, dans une de mes observations, la clinomanie durait depuis dix-huit ans, quand j'ai commencé à la soigner ; les durées de dix et de quinze ans ne sont pas exceptionnelles. Il en est, je crois bien, qui ne guérissent jamais, d'après quelques cas que je suis depuis plus de dix ans, ayant conservé des relations avec les parents des malades et en obtenant ainsi, de loin en loin, des nouvelles. Néanmoins, je crois non moins fermement que toutes peuvent guérir, à la condition que la malade et son entourage aident le médecin dans sa tâche, car, en définitive, le pronostic dépend moins peut-être de la lésion causale elle-même que de l'obéissance et de la confiance de la malade. Le pronostic dépend aussi beaucoup de l'entourage qui agit tantôt comme un allié, tantôt comme un obstacle, inconsciemment le plus ordinairement, et, dans ce dernier cas, il n'y a rien à faire si on n'obtient pas l'isolement de la patiente dans une maison de santé. Le pronostic, enfin, dépend de la patience, de la fermeté et aussi, il faut bien l'ajouter, de l'habileté manuelle du médecin.

Traitement de la clinomanie

La question de l'isolement doit être la première posée, quand il s'agit du *traitement* de la clinomanie neurasthénique.

Si on pouvait facilement l'obtenir dans tous les cas, et dès le début du traitement, ce serait l'idéal pour le médecin ; ce serait aussi tout avantage pour la malade, si l'on n'avait trop souvent à compter avec les ressources pécuniaires de la patiente. On sait, en effet, combien les neurasthéniques les plus entêtées, les plus habituées à faire marcher tout le monde au doigt et à l'œil deviennent, comme par enchantement, maniables et dociles, quand elles sont isolées de leur milieu habituel et dès qu'elles ont constaté que personne ne cède à leurs caprices et ne s'émeut de leurs plaintes non motivées. On sait aussi combien le dépaysement est utile aux neurasthéniques, en supprimant les mille sujets de contrariété, d'ennuis que comporte la vie en famille. On sait enfin que l'influence morale du médecin est autrement forte auprès d'une malade isolée qui devient, en peu de jours, beaucoup plus confiante et déjà pleine d'espérance en sa guérison prochaine.

Néanmoins beaucoup de clinomanes peuvent être efficacement soignées chez elles ; il en est qui, après vous avoir bien étudié, après vous avoir donné leur confiance, prennent l'engagement formel de suivre ponctuellement toutes vos prescriptions, et qui, en effet, sont réellement dociles. J'ai conduit, ainsi, la plupart de mes traitements jusqu'à la guérison complète sans isolement. Cependant, dans un cas, la clinomanie n'a cédé tout à fait que par un séjour de trois mois dans une maison d'hydrothérapie, alors que la cure des lésions locales était presque terminée. A cette époque du traitement, les douches générales, sous forme de douches tempérées, d'abord, puis de douches écossaises, étaient particulièrement indiquées ; mais surtout, je séparais la malade de sa mère, toujours effrayée du moindre exercice, de la marche la plus courte conseillée par moi, et les progrès furent très rapides dès que l'on n'eut plus à lutter contre cette sollicitude maternelle d'autant plus exagérée qu'il s'agissait d'une malade déjà trop craintive par elle-même.

Enfin, comme je le disais à propos du pronostic, il est des cas pour lesquels le médecin n'a qu'à se retirer ou à exiger l'isolement. Il ne faut pas hésiter à le faire, si l'entourage de la malade ne vous seconde pas, s'il cède aux moindres caprices de la patiente, s'il n'unit pas ses efforts aux vôtres pour que vos prescriptions soient suivies, s'il laisse voir ses inquiétudes et se montre évidemment, je ne dis pas hostile à votre égard, mais seulement peu confiant dans les résultats de votre thérapeutique. Les quelques insuccès que j'ai eus, pour ma part, ne tiennent pas à une autre cause et, j'en reste persuadé, les malades que j'ai dû quitter auraient guéri si, au lieu d'être soignées dans leur famille, elles avaient été soignées dans une maison de santé et isolées, bien entendu.

Pour traiter utilement une clinomane, il est de toute nécessité de n'épargner ni son temps, ni sa peine. Il est indispensable de laisser longuement causer les malades, de les écouter avec un vif intérêt, de leur expliquer clairement ce qui détermine leurs souffrances, de leur démontrer que la cause de leurs douleurs est curable, de leur prouver, sans les heurter, mais, au contraire, avec une douceur persuasive, en quoi elles ont tort dans leurs raisonnements au sujet de leur maladie. Ce sont des femmes très intelligentes, souvent, très sensibles, toujours, aux bons procédés dont on use à leur égard ; au moral comme au physique, elles demandent à être maniées délicatement et sans rudesse. Le grand secret pour gagner leur confiance est de prendre en pitié leur mal, de s'intéresser à elles et de leur être entièrement dévoué. N'oubliez pas cependant que cette confiance ne vous est pas accordée une fois pour toutes et qu'il vous faut mener votre cure assez prudemment pour ne jamais avoir d'accroc, surtout dans les premiers temps, car à la moindre rechute, au premier réveil des souffrances passées, votre prestige s'évanouirait et vous auriez beaucoup de peine à reprendre votre pouvoir sur la malade, si tant est qu'elle continuât provisoirement à recourir à vos soins, pensant déjà à vous remplacer à la prochaine occasion.

L'hyperesthésie des clinomanes est telle que souvent vous leur entendrez dire : « Je voudrais bien être guérie, mais comment cela se pourrait-il ? toutes les fois qu'on m'a examinée, j'en ai eu pour quatre ou cinq jours à ressentir des douleurs atroces dans le ventre. Et cependant, je sais bien que vous ne pouvez pas me traiter sans me toucher. » C'est, en effet, dans cette sensibilité presque invraisemblable que réside la grosse difficulté. Il ne faut donc pas essayer de poser un diagnostic précis dès la première séance ; vous savez dans quel ordre de lésions vous avez les plus grandes chances de trouver la cause de la douleur à la station debout et à la marche ; il vous suffit donc, la première fois, de faire un examen bi-manuel à peine appuyé et de constater l'absence de toute grosse lésion qui classerait le cas en question en dehors du groupe que nous étudions. Que ce premier palper ne laisse aucune douleur à sa suite et désormais vous obtiendrez une bien plus grande docilité de la malade, un relâchement plus complet de la paroi abdominale. A la seconde séance, quelques vibrations sur le fond de l'utérus et au-dessus des annexes vous seront permises sans incidents fâcheux. Pour faciliter le massage gynécologique, il est, d'ailleurs, une pratique dont je me suis toujours très bien trouvé et que je ne saurais trop recommander, à plus d'un titre [1] : c'est de faire précéder ce massage du massage général de l'abdomen. Ce dernier massage habitue les malades à supporter le contact des mains du médecin ; il assouplit la paroi abdominale ; il active toute la circulation veineuse de l'abdomen et tend, indirectement, à décongestionner les organes pelviens. La troisième séance sera, elle-même, très courte : deux minutes de vibration, par exemple, et une minute de frictions circulaires sur la face postérieure de l'utérus. Au début, le danger sera toujours de faire trop, plutôt que de n'en pas faire assez. Plus tard, vous jugerez que vous pouvez, toujours sans aucune violence,

---

[1] Il a été souvent question, dans les chapitres précédents, de l'utilité du massage de l'estomac et de l'intestin, chez les neurasthéniques ; je n'ai donc à insister, en ce moment, que sur les avantages indirects qu'il présente, comme préparation au massage gynécologique.

sans presser fortement, faire vraiment un examen complet — ce ne sera parfois qu'à la dixième séance, pour indiquer une moyenne — et, comme je le disais plus haut, mettre la main sur la bride, sur les adhérences, sur la rétraction ligamentaire dont le contact arrachera un gémissement à la malade.

Ce point trouvé, vous pouvez négliger provisoirement toutes les autres lésions locales ; pour la guérison de la clinomanie, ce point seul est intéressant, ce point seul réclame votre attention. Nous savons déjà comment ces adhérences, ces rétractions ligamentaires, doivent être traitées manuellement (voir, en particulier, les chapitres III, IV et VI de la 2° partie) et je n'ai pas à rappeler la technique du massage, dans ces cas. Je dirai seulement, une fois de plus, que les clinomanes réclament une douceur exceptionnelle et qu'il ne faut jamais vouloir aller trop vite avec elles.

Il est bien entendu que le traitement général de la neurasthénie doit toujours être associé au traitement gynécologique, qu'on établira, dès le début, un règlement de vie de la malade, qu'on réglera le régime alimentaire suivant l'état des voies digestives, qu'on s'occupera de relever la tension artérielle, qu'on ne négligera pas, au besoin, l'action tonique des glycérophosphates, qu'on aura recours, suivant les cas, au sérum artificiel, à l'arséniate de strychnine ou au cacodylate de soude en injections hypodermiques, etc.

On n'oubliera pas la nécessité de la sangle dès le début de la période d'entraînement à la marche. On préparera, s'il y a lieu, cet entraînement, en mobilisant les articulations raidies ou ankylosées. Ce sont là des indications formelles.

Comme complément du traitement, on aura recours

tantôt à l'hydrothérapie dont nous avons déjà parlé, tantôt à une cure de Plombières ou de Châtel-Guyon (dans le cas d'entérite concomitante), tantôt à une cure aux eaux salines chlorurées sodiques (Salies-de-Béarn ou Biarritz) ; d'autres fois, une saison à Luxeuil ou à Néris se montrera utile. Nous ne pourrions que répéter ici ce que nous avons déjà vu ensemble précédemment.

Le seul point qu'il nous reste à exposer est celui de *l'entraînement méthodique à la marche.*

Supposons le cas le plus grave, celui où la malade a gardé l'immobilité presque complète, au lit. Les premiers jours, on lui fera faire de l'exercice passif, sous forme de massage des membres et de mouvements passifs des diverses articulations, pour rendre aux muscles un peu de force et aux articulations une souplesse de plus en plus grande. Au bout de quelque temps, les malades pourront elles-mêmes faire un peu d'exercice actif, par exemple, faire une dizaine de fois, le matin pour commencer, puis, matin et soir, les mouvements normaux de chaque articulation. Pendant cette période, le médecin fera faire à la malade, une fois par jour, un certain nombre de flexions et d'extensions des membres, avec résistance de la malade au mouvement. Tout cela progressivement, comme nombre de mouvements et comme force de résistance, bien entendu. Un peu plus tard, la malade quittera le lit pour la chaise-longue et ira, sans être portée, de l'un à l'autre.

Plus tard encore, on la fera se transporter, seule, d'une pièce de son appartement dans une pièce voisine, elle retrouvera une chaise-longue pour pouvoir s'étendre dans cette seconde pièce. Quelques jours après, elle essaiera d'assister aux repas de famille — une partie du repas, au début, puis, progressivement, tout le temps du repas — non plus étendue, mais assise.

Si les circonstances le permettent, la malade pourra, dès lors, en utilisant l'ascenceur à la montée et à la descente, faire de très courtes promenades en voiture bien suspendue.

À cette période, il faudra commencer à faire quelques pas dans l'appartement, cinq ou six fois par jour, pour arriver peu à peu à marcher, montre en main, cinq minutes de suite, puis ainsi jusqu'à quinze minutes.

Il reste, enfin, à marcher dehors, d'abord cinq minutes une fois par jour, puis cinq minutes deux fois par jour, puis cinq minutes trois fois par jour, etc. Cette méthode me semble réussir mieux que toute autre : plusieurs petites courses sont mieux supportées qu'une seule course trop longue. On augmentera très lentement et très progressivement le nombre des sorties et leur durée. Quand on sera arrivé à supporter un quart d'heure de marche sans arrêt, les derniers progrès seront vite obtenus, car, à partir de ce moment, le médecin devra plutôt retenir la malade qu'il devait, auparavant, forcer à la marche. Le podomètre peut rendre des services pour régler la fin de l'entraînement, car il note avec précision le nombre de kilomètres faits, à pied, dans une sortie et dans une journée.

Rappelons, en terminant, et à propos de l'entraînement à la marche, ce que nous disions tout à l'heure au sujet du traitement gynécologique. Avec les clinomanes, il faut éviter, à tout prix, un accroc qui vous ferait perdre en un jour une grande partie des résultats obtenus laborieusement en plusieurs semaines. On agira donc très progressivement et avec la plus grande prudence.

CHAPITRE SECOND

RÉSUMÉ. — CONCLUSIONS. — RÈGLES GÉNÉRALES DU TRAITEMENT DE LA NEURASTHÉNIE

SOMMAIRE. — Ire PARTIE : RÉSUMÉ et CONCLUSIONS.

Les caractéristiques de la neurasthénie en général.

Bref résumé de l'historique de la neurasthénie génitale de la femme.

A. *Neurasthénie à point de départ génital.* — Enumération des causes
génitales de la neurasthénie. — Prophylaxie de cette forme de neurasthénie. — *Neurasthénie et psychoses post-opératoires.*

B. *Coexistence de la neurasthénie et d'une infection aiguë ou chronique
des annexes.* — Précautions à prendre dans les infections aiguës
pour éviter la clinomanie. — Importance de la neurasthénie, dans
les infections chroniques, au point de vue du pronostic et au point
de vue du traitement.

C. *Influence de la neurasthénie sur l'appareil utéro-ovarien.* — C'est
la partie capitale de cette monographie.

a) Troubles de statique utérine d'origine neurasthénique : 1° Instabilité utérine. — 2° Affaissement en antéversion. — 3° Rétrodéviations. — Principales notions cliniques nécessaires à rappeler
brièvement, au sujet de ces troubles de statique.

b) Résumé de notre étude des grandes névralgies pelviennes. — Rôle
de la neurasthénie dans la production de ces phénomènes douloureux.

c) Troubles circulatoires et trophiques d'origine neurasthénique. —
1° La congestion utéro-annexielle d'origine neurasthénique. —
2° Les pseudo-métrites neurasthéniques et arthritiques. — 3° Les
pseudo-hypertrophies neuro-arthritiques curables. — 4° Causes

de la fréquence des adhérences pelviennes, chez les neurasthé
niques.

d) Résumé de notre étude de *la clinomanie neurasthénique*.

2° Partie : Règles générales du traitement de la neurasthénie.

Le *traitement moral*.

Le *traitement médicamenteux*. — Danger des hypnotiques et des calmants. — Indications de l'arséniate de strychnine, des glycérophosphates, des cacodylates, du sérum artificiel.

Le *règlement de vie*. — Les heures de repos. — Les périodes d'exercice. — Danger de repos absolu.

Le *régime alimentaire* à conseiller suivant les cas et suivant les périodes.

La *sangle* contre les ptoses. — Le *massage méthodique de l'estomac et de l'intestin* ; en quoi il consiste et ses effets.

L'*électricité ; l'hydrothérapie*, précaution à prendre, indications générales ; la *cure d'air*.

La neurasthénie génitale, même dans ses formes les plus rebelles, est curable, quand on remplit toutes les indications thérapeutiques.

RÉSUMÉ ET CONCLUSIONS

Pour achever complètement cette étude de la neurasthénie génitale féminine, il n'est pas sans utilité pratique, croyons-nous, de présenter à nos lecteurs le résumé des notions cliniques acquises dans nos précédents articles.

En 1904, à la demande de mon ami, le Dr Maurice de Fleury, j'avais déjà donné, en raccourci, les principales conclusions de mes recherches personnelles sur la question, conclusions que mon distingué confrère a jugées assez intéressantes pour les publier comme supplément du chapitre Neurasthénie, dans son important *Manuel pour l'étude des maladies du système nerveux* [1]. Ce que

---

[1] Maurice de Fleury : *Manuel pour l'étude des maladies du système nerveux*, in-8° de 993 p. Paris Alcan, 1904, p. 861 à 866.

je n'ai pu dire alors que très brièvement trouvera place, ici, avec les développements les plus indispensables.

Si l'on veut envisager la question de la neurasthénie génitale féminine sous ses différents aspects cliniques, il y a lieu de voir successivement :

A. — La neurasthénie à point de départ génital ;

B. — La coexistence de la neurasthénie et d'une infection aiguë ou chronique des annexes ;

C. — L'influence de la neurasthénie sur l'appareil utéro-ovarien :

D. — La clinomanie neurasthénique. Ce sera la première partie de ce chapitre.

Enfin, dans une seconde partie, nous décrivons rapiment les RÈGLES GÉNÉRALES DU TRAITEMENT DE LA NEURAS-THÉNIE.

Mais auparavant nous désirons résumer, en quelques mots, nos considérations générales sur la neurasthénie et l'historique de la neurasthénie génitale.

La neurasthénie (voir 1re partie, chap. I) est une maladie dont le point de départ est un surmenage physique ou moral ; l'arthritisme (Huchard) en est la caractéristique humorale ; les ptoses viscérales (Glénard) en constituent la caractéristique anatomopathologique ; l'hypotension artérielle (J. Chéron) permet d'en mesurer la gravité et d'en suivre l'évolution. La notion d'arthritisme ne donne que peu d'indications au point de vue du traitement de la neurasthénie. Beaucoup plus importantes pour la pratique sont les indications tirées du surmenage

causal, de l'existence des ptoses viscérales et de l'hypo-
thension artérielle.

L'historique de la neurasthénie génitale (voir 1re partie,
chap. I) est très court. Les neuro-pathologistes n'en
parlent que pour lui dénier toute importance. Les chirurgiens ne font allusion à la neurasthénie qu'à propos
des grandes névralgies pelviennes. Les descriptions de
M. Dalché ne visent que les fausses utérines, alors que
nous entendons uniquement parler de malades ayant une
lésion génitale véritable, nécessitant toujours un traitement local. M. Richelot a prononcé le mot neurasthénie
à propos des rétrodéviations (voir 2e partie, chap. II)
mais en ne lui donnant qu'une place secondaire et en
accordant le premier rang à l'arthritisme. Enfin,
M. Picqué, avec la collaboration d'un certain nombre
d'aliénistes, a décrit la neurasthénie et les psychoses post-
opératoires. On peut donc dire que la question n'a pas
encore été traitée dans son ensemble, avec les développements nécessaires.

A. — NEURASTHÉNIE A POINT DE DÉPART GÉNITAL

(Voir 3e partie, chap. I et chap. II)

La neurasthénie d'origine génitale existe mais il ne
faut pas en exagérer l'importance car, d'une part, elle
demande, pour se produire, une prédisposition spéciale
et, d'autre part, elle est due bien souvent aux causes morales qui viennent ajouter leur action à celle du surmenage
physique causé par la lésion elle-même.

Les grosses tumeurs, ce qui confirme bien la réserve que nous venons de faire, ne sont généralement pas productrices de neurasthénie.

L'hyperhémie ovarienne de la puberté, les ménorrhagies et les métrorrhagies des jeunes filles, la stérilité (voir : 3ᵉ partie, chap. I, la description de la neurasthénie de la puberté), les hémorrhagies de la délivrance, les grossesses répétées, l'allaitement trop prolongé, l'infection puerpérale, l'infection blennorrhagique, les hémorrhagies (voir : 3ᵉ partie, chap. I, la discussion de la pathogénie des hémorrhagies utérines) de causes diverses, enfin les troubles de la ménopause peuvent être, chez les prédisposées, le point de départ d'une neurasthénie plus ou moins durable. A propos de chacune de ces causes, nous avons énuméré les moyens à employer pour éviter la neurasthénie secondaire, car c'est là, uniquement, le point utile à connaître (voir 3ᵉ partie, chap. I).

Les affections utérines sont donc loin d'être, à notre avis, la cause la plus fréquente ni la plus importante de la neurasthénie. Qu'on ne s'y méprenne pas, cependant : si la neurasthénie préexiste le plus souvent à l'affection utéro-ovarienne, cette dernière influence toujours, d'une façon fâcheuse, la neurasthénie primitive ou coexistante. Il en résulte que les troubles de fonctionnement et les lésions même légères de l'appareil génital de la femme doivent être l'objet d'une attention particulière, sans quoi le traitement général le mieux dirigé risquerait de ne donner que des résultats incomplets.

La *neurasthénie post-opératoire* est fréquente d'après Picqué, Briand, Dagonet et Febvré. Elle est tantôt simple, tantôt associée à de véritables psychoses : hypochondrie, mélancolie, folie circulaire, manie, etc. D'après les mêmes auteurs, et d'après Mallet qui a consacré sa thèse à cette question importante, il y a lieu, chez les névropathes et chez les aliénés, de serrer de très près les indications opératoires.

Ces travaux sont résumés dans la 3ᵉ partie de ce volume, chap. II. La seule conclusion que nous voulions retenir, ici, est la suivante :

Chez les névropathes, il ne faut opérer que les grosses lésions et, chez elles, le pronostic, au point de vue mental, n'est pas beaucoup plus chargé, dans ces conditions, que chez n'importe quel sujet. Mais n'oubliez jamais, comme contre-partie, que, chez les névropathes, l'opération la plus minime peut entraîner la folie.

Sont plus particulièrement dangereuses, à ce point de vue, les opérations dirigées contre les phénomènes douloureux plutôt que contre de véritables tumeurs.

B. — COEXISTENCE DE LA NEURASTHÉNIE AVEC UNE INFECTION AIGUE OU CHRONIQUE DES ANNEXES

(Voir 1ʳᵉ partie, chap. II)

Dans les infections *aiguës* des annexes, chez les neurasthéniques, la lésion locale domine la scène pathologique et c'est elle qui est la source des principales indications. Cependant, quand on constate l'existence de l'épuisement nerveux, il faut éviter les calmants le plus possible, s'efforcer de refroidir la lésion par la glace, restreindre l'acte opératoire au minimum, à l'évacuation pure et simple du pus, par exemple, soutenir les forces de la patiente par le sérum artificiel manié suivant les indications fournies par la tension artérielle et enfin, dès que l'orage est passé, dès que la fièvre est tombée, supprimer le repos absolu au lit en songeant que la clinomanie guette cette catégorie de malades.

C'est surtout dans les infections *chroniques* des trompes de Fallope et des ovaires, bien que l'attention des médecins n'ait pas été encore appelée sur ce point, que nous trouvons un intérêt de premier ordre à dépister l'existence de la neurasthénie surajoutée à l'affection génitale. Ce diagnostic est facile si le gynécologiste veut bien rechercher avec soin les stigmates et les symptômes propres de l'épuisement nerveux. La coexistence de la neurasthénie et d'une salpingo-ovarite infectieuse est assez fréquente de nos jours pour que cette question ne doive jamais être négligée.

Dans les cas de ce genre, si on méconnaît la présence de la neurasthénie, si on rapporte uniquement aux lésions annexielles le mauvais état général des malades, on est entraîné forcément à faire une grossière erreur de pronostic et une erreur non moins grave de thérapeutique est la conséquence obligée de cette interprétation incomplète de la maladie. Des salpingites curables par des moyens simples prennent l'allure de lésions irrémédiables pour lesquelles l'oblation des organes semble la seule ressource. L'opération est, en outre, faite dans des conditions médiocres, en raison de la faible résistance physique des malades, sans parler de leur hérédité névropathique souvent douteuse.

Que si, au contraire, on reconnaît l'existence de la neurasthénie, si l'on voit, comme cela est légitime, dans l'épuisement du système nerveux, à la fois la cause principale de l'affaiblissement des malades et une cause sérieuse de la persistance des lésions locales, le pronostic et la thérapeutique sont tout autres. En traitant concurremment la neurasthénie et l'affection pelvienne, on obtient, sans intervention chirurgicale et par les seules ressources de la gynécologie conservatrice, des guérisons qui semblaient improbables à ceux qui s'occupaient uniquement des lésions utéro-annexielles, sans soigner l'état général de la malade.

C. — Influence de la neurasthénie sur l'appareil utéro-ovarien

(Voir toute la 2ᵉ partie.)

En dehors de toute infection locale ou avec une infection déjà atténuée et ne dominant pas la scène pathologique, l'influence de la neurasthénie sur l'appareil utéro-ovarien peut se traduire par des états morbides nullement infectieux dont la pathogénie véritable me semble avoir été, jusqu'ici, méconnue ou mal interprétée, dans la majorité des cas.

Cette influence, qu'il est de la plus haute importance pratique de bien connaître, pour éviter des erreurs de thérapeutique trop fréquentes encore aujourd'hui, est variable suivant les prédispositions individuelles et peut être rangée sous quatre chefs principaux :

a) Troubles de statique ;

b) Phénomènes douloureux hors de proportion avec la gravité des lésions locales (grandes névralgies pelviennes) ;

c) Troubles circulatoires et trophiques.

a) Troubles de statique utérine d'origine neurasthénique.

La position normale de l'utérus est assurée par un appareil suspenseur riche en fibres lisses, véritable expansion de la musculature utérine. Si l'on se rappelle que la neurasthénie frappe avec une prédilection toute particulière les appareils à fibres lisses, d'où les ptoses diverses si fréquentes chez ces malades, on ne sera sans doute pas étonné qu'elle puisse se manifester, concurremment avec les autres ptoses qui en sont comme la marque d'origine, par l'atonie et le relâchement :

1° Soit de tout l'appareil suspenseur (d'où l'*instabilité utérine neurasthénique*) ;

2° Soit des ligaments larges (d'où l'*utéroptose de Chéron* ou mieux l'*affaissement* en antéversion) ;

3° Soit des ligaments utéro-sacrés (d'où les *rétrodéviations neurasthéniques*).

Pour faire un prolapsus complet de l'utérus, il faut que les ligaments utéro-sacrés soient complètement détruits. Nous avons tous vu de ces malades d'hôpital ou de clinique chez lesquelles on doit incriminer les nombreux accouchements non surveillés qui ont rompu la sangle abdominale, causé souvent de l'éventration, qui ont déchiré largement les ligaments utéro-sacrés et laissé le vagin béant et atone. Ce sont des blessées bien plus que des neurasthéniques. Je n'hésite donc pas à mettre le prolapsus, survenu dans de semblables conditions, en dehors de la neurasthénie.

1° *L'instabilité utérine neurasthénique* (voir 2° partie, chap. I) due, comme nous l'avons vu, au relâchement de tout l'appareil suspenseur de l'utérus, est très fréquente. Elle s'accompagne très souvent d'une atonie très marquée de la matrice (utérus donnant la consistance d'un chiffon mouillé, caractéristique, d'après mes recherches, de l'utérus neurasthénique). Elle existe chez les nullipares aussi bien que chez les multipares. La position de l'organe est variable d'un jour à l'autre et les malaises éprouvés par les malades sont également variables suivant que, d'un moment à l'autre, il y a rétroversion, déviation à gauche ou à droite.

Le traitement consiste dans la gymnastique des abducteurs et des adducteurs (Thure Brandt), dans le massage de la face postérieure de l'utérus replacé, s'il y a lieu, sous forme de pressions circulaires, le massage des ligaments larges, sous la forme de pressions circulaires, et l'étirement des ligaments utéro-sacrés (Batuaud). Tels sont les moyens aptes à combattre l'atonie de l'utérus et de ses ligaments. A défaut de massage et comme traitement palliatif, on peut, à la rigueur, utiliser le pessaire de Hodge, à épaulement latéral. (Batuaud). On ne négligera pas, bien entendu, le traitement des lésions inflammatoires qui peuvent coexister.

2° *L'utéroptose de Chéron* ou mieux *l'affaissement de l'utérus en antéversion* (voir 2° partie, chap. I) est due au relâchement des ligaments larges qui a pour résultat, tout en laissant l'utérus en antéversion, d'éloigner de la paroi abdominale le corps utérin, tandis que le col vient se creuser une loge dans la paroi postérieure du vagin. Si donc on touche la malade placée dans la position de l'examen au spéculum, le doigt introduit horizontalement dans le vagin constate que le corps de l'utérus, déplacé vers le sacrum, se trouve directement sous le doigt explorateur (au lieu d'être remonté, comme à l'état normal, derrière la symphyse pubienne) et pour toucher le col, il faut déprimer la paroi postérieure du vagin, dans laquelle il s'est encastré. Cela donne une sensation toute particulière : utérus porte-manteau de Chéron.

Les symptômes sont : sensation de pesanteur, tiraillements des deux aines, difficultés de la marche et de la station debout.

Le traitement consiste dans le massage de l'utérus et des ligaments larges associé à la gymnastique des abducteurs et des adducteurs.

L'anneau souple de Dumontpallier peut trouver, ici, son indication.

3° Presque toutes les *rétrodéviations* (*rétroversions* et *rétroflexions*) *des nullipares* et un nombre plus grand qu'on ne croirait de *rétrodéviations des multipares* sont liées au relâchement des ligaments utéro-sacrés, causé par la neurasthénie (voir 2° partie, chap. II et chap. III).

La coïncidence des ptoses viscérales multiples (dilatation de l'estomac, entéroptose, rein mobile, etc.) et des autres symptômes neurasthéniques, l'apparition de la déviation après l'éclosion des phénomènes liés à l'épuisement du système nerveux, l'impossibilité d'expliquer uniquement par des lésions locales le changement de position de l'utérus sont les raisons qui militent en faveur de cette pathogénie que j'ai largement exposée dans les chapitres consacrés aux rétrodéviations neurasthéniques (2° partie, chap. II et chap. III).

Le rôle du périnée dans la production des rétrodéviations, contrairement à l'opinion classique, est tout à fait négligeable : Rappelons, en quelques mots, les arguments cliniques développés précédemment à ce sujet : 1° chez nombre de femmes dont le périnée est déchiré, il n'y a pas rétroversion ; 2° la périnéorrapie la mieux faite ne guérit jamais, à elle seule, la rétrodéviation ; 3° sans restaurer le périnée, si on tonifie les ligaments utéro-sacrés et si on refait à la malade un bon état général, on guérit, au contraire, définitivement la rétroversion ; 4° les déviations en arrière de l'utérus sont fréquentes chez les femmes qui n'ont jamais eu de grossesse et dont le périnée est, par conséquent, aussi parfait que possible.

Les symptômes caractéristiques des rétrodéviations sont : la pesanteur vers la région sacrée, comme s'il y avait une compression, en arrière, sur le rectum ; l'exagération des « douleurs de reins » dans la position couchée ; l'impossibilité de marcher pendant longtemps et surtout de rester longtemps debout sans marcher ; quelquefois difficulté d'uriner, plus souvent fréquence exagérée des mictions. Les autres phénomènes morbides sont dus aux complications inflammatoires ou dépendent de la neurasthénie causale.

On ne peut obtenir une guérison durable que si on combat, en même temps, la neurasthénie et la déviation utérine. Le traitement local exclusif ne guérit pas la malade.

La reposition de l'utérus doit être surtout recherchée à l'aide de la réduction manuelle. On emploiera, suivant le cas, le procédé de la bascule ou le procédé du soulèvement (voir 2° partie, chap. III), après mobilisation préalable, si l'utérus était adhérent. Rappelons, à propos des rétroversions adhérentes, ce principe : que si c'est l'infection qui fixe les rétrodéviations, c'est le relâchement des ligaments utéro-sacrés (le plus souvent dû à la neurasthénie) qui crée ces rétrodéviations.

Le maintien de la reposition s'obtient par une série de

massages de l'utérus et d'étirements des ligaments utéro-sacrés ou par l'emploi du pessaire de Hodge modifié par Bouilly.

Pour la grande majorité des cas, on peut se passer de pessaires ou ne les employer que d'une façon transitoire. Les succès définitifs dépendent surtout du soin avec lequel on a traité la neurasthénie. Aucune intervention chirurgicale ne rend de vrais services, dans les troubles de statique utérine d'origine neurasthénique.

b) *Grandes névralgies pelviennes* (voir 2° partie, chap. IV).

Ainsi que je l'ai démontré en janvier 1893 (Société médicale de l'Elysée), ce que nous appelons actuellement grandes névralgies pelviennes n'est pas autre chose que l'utérus irritable de Gooch (1831), la névralgie utérine ou hystéralgie de Courty. Il s'agit de malades à petites lésions et à grandes douleurs. C'est l'état névropathique des sujets qui permet de comprendre ce paradoxe que les douleurs sont tout à fait hors de proportion avec la gravité des lésions locales. Or, la neurasthénie et l'hystéro-neurasthénie revendiquent, d'après mes observations personnelles, les deux tiers des cas de grande névralgie pelvienne, l'hystérie pure n'existant que dans un tiers des faits que j'ai pu suivre. C'est la gravité de l'état névropathique qui fait les grandes névralgies pelviennes.

On verra, dans le chapitre IV de la 2° partie de ce volume, douze observations présentant cet intérêt particuculier que les malades ont été suivies, pour la plupart, pendant plus de dix ans et qu'on a pu noter, ainsi, les conséquences éloignées du traitement médical. Ce dernier a résisté à l'épreuve du temps, puisque, sur ces douze cas, il n'a été constaté qu'un seul insuccès.

J'avais insisté, en janvier 1904, sur la fréquence des adhérences péri-utérines et péri-annexielles, déjà incriminées par moi en 1893, comme cause de grandes névralgies pelviennes. En mars 1904, M. Lejars défendait la même idée, d'après son expérience personnelle. C'est, en effet, la lésion locale qui, dans mes observations, est de beaucoup le plus souvent associée aux grandes névralgies pelviennes. Après, viennent les rétractions de ligaments et les déviations utérines.

Le traitement local sagement conduit permet d'arriver, presque toujours, à la guérison, si on lui associe le traitement rationnel de la névrose.

Les opérations radicales (hystérectomie et castration tubo-ovarienne) trop facilement acceptées il y a une douzaine d'années, sont, au contraire, dangereuses, dans ces conditions, et l'insuccès est la règle au point de vue de l'état douloureux, sans parler de l'aggravation possible des troubles névropathiques (voir, à ce sujet, ce que nous disions, plus haut, des psychoses post-opératoires).

c) *Troubles circulatoires et trophiques d'origine neurasthénique.*

Sous ce titre nous réunissons : 1° la congestion utéro-annexielle neurasthénique ; 2° certaines pseudo-métrites ; 3° les hypertrophies transitoires ; 4° les adhérences pelviennes (voir 2ᵉ partie, chap. V et chap. VI).

1° *Congestion utéro-annexielle.* — J'ai déjà parlé de la consistance de chiffon mouillé que présente, assez fréquemment, l'utérus neurasthénique. Cet utérus est toujours congestionné et cela se comprend, si l'on réfléchit qu'un organe aussi atone ne peut ni présenter une congestion cataméniale franche ni s'en débarrasser complètement après quelques jours d'écoulement sanguin. Pour que l'utérus ne reste pas congestionné après les règles, il faut que l'excrétion menstruelle débute et cesse brusquement, ce qui n'a pas lieu chez les neurasthéniques dont l'utérus est frappé d'une atonie si marquée.

Le symptôme caractéristique est la sensation de chaleur intérieure, de brulûre même, analogue à ce qui existe normalement pendant les règles. Il semble aux malades qu'elles souffrent, tout le mois, comme si les règles persistaient tout ce temps. Une sensation vague de lourdeur dans le bassin correspond à l'augmentation de volume de l'utérus gorgé de sang ; de la névralgie lombo-abdominale et des pertes leucorrhéiques incolores, exemptes de microbes pathogènes, accompagnent ces sensations anormales.

Le traitement comporte la contre-indication des ferrugineux et des arsenicaux, l'emploi de l'hydrastis, de l'hamamelis, du viburnum, suivant les cas, de la poudre d'ovaire, des bains salés, de l'hydrothérapie. Les injections vaginales chaudes et abondantes aussitôt après les règles, plus courtes dans la semaine qui précède les règles suivantes, les pansements osmotiques et les saignées locales, sous forme de scarifications faites en temps opportun (voir 2° partie, chap. V, page 141). sont les meilleurs moyens à employer contre cette congestion.

2° A côté des *pseudo-métrites* ou *scléroses utérines* qu'on pourrait appeler para-infectieuses, il en est qui relèvent à la fois de la neurasthénie et de l'arthritisme. Les coïncidences morbides affirment cette double origine.

Augmentation de volume et de consistance de l'utérus, anémie et décoloration du col ; sensation de pesanteur et de tiraillement ; irradiations névralgiques à distance ; hémorragies transitoires quelquefois importantes sans lésions de l'endomètre, tels sont les symptômes de cette variété de sclérose utérine.

Le curettage est sans utilité aucune contre les hémorragies des scléroses utérines. L'hystérectomie vaginale peut être évitée, dans la majorité des cas, par un traitement dont le régime et l'hygiène, l'emploi des iodures alcalins, l'hydrothérapie, les cures thermales, de Salies-de-Béarn et de Biarritz sont la partie principale.

J'emploie, avec avantage, la poudre de glande mammaire dans la période hémorragique. Comme traitement local, je ne conseille que les dilatations répétées, le drain d'Outerbridge, le massage, les intermittences rythmées du courant continu et la columnisation.

3° C'est encore sous la double influence de la neurasthénie et de l'arthritisme qu'on peut observer certaines *pseudo-hypertrophies* ou *hypertrophies-transitoires* et *curables* de l'utérus que je ne puis que signaler ici et dont on trouvera deux observations dans le chap. VI de la 2ᵉ partie. L'hydrothérapie en est le principal traitement.

4° Les *adhérences pelviennes*, si fréquentes chez les neurasthéniques, à la suite de pelvi-péritonites même peu virulentes, tiennent aux causes suivantes : organisme débilité d'avance, peu capable d'un gros effort; circulation insuffisante en rapport avec la diminution de la tension artérielle ; par suite, réparation des lésions anssi lente et aussi incomplète que le permet la faiblesse de la vitalité générale ; enfin, abus du repos au lit qui affaiblit et anémie les malades et qui ralentit au maximum tous les phénomènes nutritifs.

La prophylaxie des adhérences pelviennes découle de cette pathogénie.

d) Clinomanie neurasthénique.

(Voir 4ᵉ partie, chap. I).

Doivent être appelées clinomanes (de $\varkappa\lambda\iota\nu\eta$, lit), les neurasthéniques qui, sans fièvre, sans affection pelvienne aiguë ou sub-aiguë, mais avec une lésion génitale chronique plus ou moins douloureuse, traînent une plus ou moins grande partie de leur vie au lit ou étendues sur une chaise-longue.

Il y a des degrés divers à cette clinomanie depuis le repos le plus absolu au lit jusqu'à la possibilité de marcher quelques minutes, en restant couchée ou assise la plus grande partie de la journée.

C'est surtout la peur de la maladie grave qui engendre la clinomanie, les malades en question souffrant dès qu'elles veulent marcher ou se tenir debout, se calmant, au contraire, dès qu'elles sont étendues. Or, pour elles, la cessation de la douleur est interprétée comme une amélioration de leurs lésions, dont elles s'exagèrent d'ailleurs la gravité, et l'exacerbation de la douleur est liée, dans leur esprit, à une aggravation de la maladie.

Les tumeurs pelviennes, les très grosses lésions génitales sont rarement productives de la clinomanie. Les associations cliniques les plus fréquentes sont les ptoses viscérales multiples avec soit une déviation utérine mobile ou adhérente, soit des adhérences péri-utérines ou péri-annexielles, soit avec une douglassite et rétraction des ligaments utéro-sacrés, soit avec rétraction d'un des ligaments larges, soit avec des adhérences autour d'un utérus fibromateux.

Les conséquences médicales se déduisent logiquement de la vie anormale que traînent ces malades privées de tout exercice et presque confinées chez elles (voir 4° partie, chap. I, pour la description de ces conséquences). Les conséquences sociales n'en sont pas, non plus, négligeables.

Pour faire un bon diagnostic causal, il faut fouiller, avec méthode, tout le petit bassin et ne se déclarer satisfait que quand on a mis le doigt sur la bride, sur les adhérences, sur le ligament rétracté dont le contact arrache un gémissement à la malade.

Le pronostic du syndrôme clinique, c'est-à-dire du symptôme clinomanie associé à toutes ses conséquences, peut être grave car il n'y a aucune tendance à la guérison spontanée. La durée est parfois considérable, jusqu'à 18 ans dans une de mes observations.

Le traitement comprend, avant tout, la guérison de la lésion causale, c'est-à-dire la suppression de la douleur qui doit être conduite avec des précautions spéciales (voir 4e partie, chap. I, page 216 et suivantes) et sans laquelle il est inutile d'essayer le moindre changement dans la manière de vivre de la malade. Ensuite on dirigera l'entraînement méthodique à la marche, avec toute la prudence nécessaire en pareil cas.

D. — Règles générales du traitement de la neurasthénie.

S'il est un précepte que nous ayons répété à satiété, dans la série des articles précédents, c'est bien la nécessité absolue de traiter la neurasthénie en même temps que la localisation génitale.

Le traitement local est indispensable, certes, et nous avons mis tous nos soins à en bien préciser toutes les indications, car, sans lui, dans les variétés de neurasthénie génitale que nous avons décrites, le traitement général le mieux compris ne conduit pas à une guérison complète.

Mais le traitement général est non moins nécessaire, dans tous les cas, et nous en avons du reste, chemin faisant, donné les règles principales qu'il nous suffira de résumer ici.

Si la suggestion n'a rien à faire avec la neurasthénie, l'importance du *traitement moral* n'est cependant pas négligeable, loin de là, dans cette maladie. Le médecin de neurasthéniques, pour remplir complètement son rôle, doit être l'ami de ses malades, un ami dévoué et désintéressé, ne craignant pas de perdre son temps à écouter le long récit de leurs misères physiques et morales, dont aucune ne le laisse indifférent, s'efforçant de bien comprendre et leur manière de vivre, dans ses plus petits détails, et leur façon de raisonner. A ce prix seulement il pourra acquérir toutes les notions nécessaires à son office de conseiller instruit, ferme avec tact, sachant obtenir, par la persuasion douce et tenace plutôt que par des arguments d'autorité qui risqueraient d'être sans efficacité, à la fois des modifications nombreuses et minutieuses de l'hygiène physique et toute une transformation de l'état d'âme, un changement radical dans l'interprétation des troubles de la santé, dans le mode de réaction vis-à-vis des mille contrariétés de l'existence. Les neurasthéniques sont intelligentes et raisonneuses et on doit tirer parti de ces qualités en les instruisant et en rectifiant leurs idées fausses qui sont, si souvent, l'origine de leur mauvaise hygiène aussi bien que de la plupart de leurs souffrances morales.

Dans le traitement de la neurasthénie, *les médicaments* ne jouent qu'un rôle très secondaire et souvent nul. Les *hypnotiques* et les *calmants*, surtout la morphine, sont formellement contre-indiqués et cela n'est pas inutile à rappeler quand il s'agit d'insomniaques et d'endoloris, car la tentation de les utiliser est vraiment grande si l'on oublie, à tort, que les malades s'y habituent avec une facilité déplorable et n'en retirent aucun bénéfice. Les seuls médicaments qu'on peut employer sont : l'*arséniate de strychnine*, en injections hypodermiques, contre les dépressions des neurasthéniques lymphatiques et atoniques, les *glycérophosphates* (A. Robin) chez les neurasthéniques phosphaturiques, les *cacodylates* chez les sujets amaigris, le *sérum artificiel atténué* à 1 o/o de Chéron (M. de Fleury) à très faibles doses souvent répétées contre l'hypotension artérielle (voir, 2° partie, chapitre IV, page 122 et suivantes, la discussion sur ce sujet et la question des rétentions chlorurées). Même ces quelques médicaments ne seront utilisés que pendant la période où ils se montrent indispensables ; on les supprimera aussitôt que possible.

Le *règlement de vie*, au contraire de la thérapeutique médicamenteuse, est d'une importance capitale, dans tous les cas et à toutes les périodes. Il doit être établi avec le plus grand soin, d'après l'état des forces de la malade, au début et au cours du traitement.

Nous avons trop souvent insisté sur les inconvénients graves du repos absolu, dans le décubitus horizontal, en ce qui concerne la neurasthénie génitale, tout au moins, pour qu'il y ait à y revenir. Un repos relatif, du corps et de l'esprit, à des heures bien fixées dans la journée, des périodes également bien déterminées d'exercice intellectuel et corporel, dans l'intervalle des repos, constituent une des indications les plus importantes du traitement de cette maladie de surmenage physique et de surmenage moral qu'est la neurasthénie.

D'une façon générale, les neurasthéniques doivent se coucher de bonne heure, malgré les habitudes et les tendances inverses de ces malades, et rester huit à neuf heures au lit. Après les repas, un repos relatif, sans céder au sommeil, sera souvent nécessaire pour permettre à la digestion de se faire rapidement. Plus souvent encore, une sieste, de 1/2 à 1 heure, dans la position horizontale, en ne pensant à rien, en dormant, si faire se peut, est très utile, non seulement comme traitement de l'insomnie (M. de Fleury) mais aussi au point de vue du réveil de l'appétit et de l'activité de la digestion.

En dehors de ces périodes de repos, on doit fixer, dans chaque cas, des périodes plus ou moins longues de travail intellectuel, de marche au grand air, de promenades en voiture ou en bicyclette, sur terrain plat et à petite allure, tout cela très progressivement, suivant le degré des forces de la malade.

En raison de l'atonie de tout l'appareil digestif, de l'insuffisance des sucs gastriques intestinal et pancréatique, des fermentations secondaires de l'estomac et de l'intestin, les neurasthéniques réclament un *régime alimentaire* assez sévère. Ordinairement le régime de Bouchard répond bien aux indications ; les régimes divers de Combe (de Lausanne) seront judicieusement utilisés contre l'entérite muco-membraneuse si fréquente ; le régime de Monteuuïs (fruitarien, le matin ; carnivore, à midi ; végétarien, le soir) deviendra la règle quand la malade sera presque guérie et qu'il n'y aura plus qu'à lui éviter les complications de cet état arthritique presque constant, chez les neurasthéniques.

Les ptoses abdominales doivent être recherchées avec soin et combattues sans retard. La dilatation de l'estomac, l'entéroptose, le rein mobile sont les compagnons habituels de toute neurasthénie génitale, à de bien rares exceptions près, d'où l'utilité, si souvent constatée au cours de ces chapitres, de la *sangle de Glénard*, dont toutes ces malades ne tardent pas à constater les bienfaits. La sangle sera mise, le matin, au réveil, et gardée toute la journée, jusqu'à l'heure du coucher. Si, à un moment quelconque, la malade était restée debout sans sa sangle, ne serait-ce que pendant une demi-heure, elle devrait s'étendre, pendant cinq minutes, le bassin un peu surélevé et la tête basse, avant de remettre sa sangle. C'est une précaution trop souvent négligée et, par conséquent, nécessaire à rappeler à celles qui ont à en faire usage.

Il est bien rare, également, que le *massage méthodique de l'estomac et de l'intestin* n'ait son indication très nette, dans la catégorie de faits que nous étudions ici. Par massage méthodique, j'entends celui qui tient compte, pour chaque cas et à chaque séance, des variations qui se produisent dans l'état des voies digestives, qui se modifie suivant que tel segment est, aujourd'hui, atone et distendu, demain contracté et douloureux, en raison du spasme dont il est le siège ; j'entends aussi celui qui est proportionné, comme durée et comme force, à la plus ou moins grande faiblesse de la malade. L'examen de la tension artérielle, avant et après le massage, servira de guide au médecin, à ce dernier point de vue.

Ainsi compris, le massage abdominal est un merveilleux tonique général ; il ramène la tension artérielle à la normale ; il combat la pléthore abdominale en régularisant et en activant la circulation veineuse de tout l'abdomen ; il calme et tonifie tour à tour l'appareil digestif et réveille le chimisme insuffisant de l'estomac et de l'intestin. Comme mon ami Cautru, j'ai bien souvent constaté ces effets très importants, chez les neurasthéniques, du massage abdominal et j'ajoute qu'il représente une excellente préparation au massage gynécologique. Aussi fait-il, pour moi, partie intégrante du traitement de presque toutes les variétés de neurasthénie génitale.

J'ai déjà dit ailleurs, dans quels cas, et sous quelle forme, *l'électricité* peut rendre des services aux neurasthéniques et je n'y reviendrai pas, mais je voudrais dire quelques mots de *l'hydrothérapie* dont l'utilité est très grande, comme terminaison du traitement. Bien appliquée, elle complète et consolide la guérison. Encore faut-il demander au médecin, qui pratique ou qui surveille cette hydrothérapie, d'éviter les excès de zèle, de ne pas chercher de réactions trop fortes que les malades ne pourraient supporter. La douche chaude ou mieux tempérée, générale, sans insister sur un point plus que sur l'autre, en jet brisé, bien entendu, et trop courte, au début (on a souvent de la tendance à la donner trop longue) ; plus tard, la douche écossaise donnée avec la même douceur et la même parcimonie, voilà, d'après mon expérience, la vraie formule pour les neurasthéniques génitales.

Enfin, *la cure d'air* en montagne de préférence, à une altitude variant de 800 à 1200 mètres au plus, se montrera souvent utile, pour achever la guérison ; le séjour en plaine n'est pas assez tonique et le séjour au bord de la mer est rarement toléré.

Sans doute, toutes ces indications pour le traitement local aussi bien que pour le traitement général des neurasthéniques génitales risqueront de paraître laborieuses à remplir et d'une multiplicité un peu encombrante pour le praticien. Il m'a semblé cependant que j'avais le devoir de ne rien omettre de ce qu'il était important de dire, dans l'intérêt des malades. Je me suis, du reste, toujours efforcé d'être aussi concis et aussi précis que le comportait la nouveauté du sujet traité et je n'ai fait autre chose que décrire ma pratique personnelle. Mon ambition sera satisfaite si j'ai pu démontrer combien sont fréquentes et intéressantes à connaître les diverses variétés de la neurasthénie génitale, chez la femme, et si j'ai pu faire partager à mes lecteurs ma conviction bien arrêtée qu'avec de la persévérance et des soins dévoués, on parvient à les guérir, dans la majorité des cas.

TABLE DES MATIÈRES

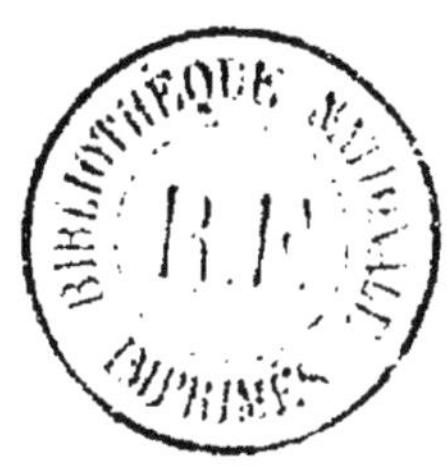

PREMIÈRE PARTIE

INTRODUCTION. — COEXISTENCE DE LA NEURASTHÉNIE AVEC UNE INFECTION GÉNITALE

Chapitre premier. — *Introduction. — Considérations générales. — Historique. — Division du sujet.*

Sommaire. — Comment j'ai été amené à m'occuper de cette question. — L'abandon de la gynécologie médicale, en 1886. — L'enseignement de Jules Chéron et la lutte contre les abus opératoires. — La communication de M. Richelot sur les grandes névralgies pelviennes, en décembre 1892, et mon premier travail sur ce sujet. — Ma collaboration à la *Revue des maladies de la nutrition* m'offre l'occasion d'exposer les résultats de mes observations cliniques sur la neurasthénie génitale des femmes.

Fréquence de la neurasthénie génitale. — Importance de cette étude au point de vue pratique.

L'arthritisme, comme caractéristique humorale de la neurasthénie et confirmation des idées de M. Huchard à ce sujet. — Les ptoses viscérales multiples de M. Glénard, comme caractéristique anatomo-pathologique de cette névrose. — L'hypotension artérielle de Chéron et son importance théorique et pratique.

L'historique de la neurasthénie génitale est très court. — Les neuro-pathologistes ne lui consacrent que quelques lignes. — Les traités de gynécologie chirurgicale sont presque muets sur la question, sauf à propos des grandes névralgies pelviennes. — Les fausses utérines de MM. Dalché et Robin n'ont rien à faire avec les cas que nous avons à étudier. — Il est indispensable de comprendre, dès le début, que nous entendons parler, ici, de malades ayant une lésion plus ou moins importante des voies génitales et qui réclament, toujours, un traitement gynécologique. — Les travaux de M. Picqué, avec la collaboration de MM. Briand, Dagonet, Febvré, nous seront utiles pour l'étude des psychoses post-opératoires et la discussion des indications opératoires chez les neurasthéniques.

CHAPITRE SECOND. — *Coexistence de la neurasthénie avec une infection génitale.*

SOMMAIRE. — La neurasthénie, comme cause prédisposante aux infections génitales. — Les infections génitales, cause de neurasthénie chez les prédisposées — La coexistence de la neurasthénie et d'une infection annexielle a-t-elle une importance pratique ?

Rôle prédominant des lésions locales dans les infections annexielles *aiguës*; rôle accessoire de la neurasthénie concomitante. Utilité de restreindre l'acte opératoire au minimum, chez les neurasthéniques. Eviter les calmants et la morphine, en particulier, autant que cela est possible. Surveiller la tension artérielle et combattre l'hypotension à l'aide de doses faibles et répétées de sérum artificiel. Réflexions sur l'emploi du sérum artificiel à doses massives.

Importance de la neurasthénie quand elle coïncide avec une infection *chronique* des annexes. La méconnaissance de la neurasthénie exagère l'importance des lésions locales et entraîne à les considérer comme incurables par les moyens de conservation. — Faire la part de la neurasthénie, c'est voir la gravité réelle des lésions locales et concevoir la possibilité de les guérir sans intervention.

Observation détaillée, entrecoupée de réflexions, pour dégager la double étiologie : neurasthénie et infection génitale, pour exposer le traitement général et local à mettre en œuvre, pour montrer

DEUXIÈME PARTIE

INFLUENCE DE LA NEURASTHÉNIE SUR L'APPAREIL UTÉRO-OVARIEN

CHAPITRE PREMIER. — *Troubles de statique utérine d'origine neurasthénique.*

1º *Généralités.* — 2º *Instabilité utérine.* — 3º *Affaissement par relâchement des ligaments larges.*

SOMMAIRE. — Les diverses influences de la neurasthénie sur l'appareil utéro-ovarien, en dehors de toute origine infectieuse des lésions locales.

a) Troubles de statique utérine d'origine neurasthénique.

1º GÉNÉRALITÉS.

La position normale de l'utérus. — Sa mobilité physiologique ; l'hystéropexie est une opération irrationnelle. — Sa position, la vessie étant vide.

Le rôle de l'appareil suspenseur de l'utérus. — Cet appareil est constitué par des ligaments riches en fibres lisses. — La prédilection de la neurasthénie pour les appareils à fibres lisses. — Le relâchement

CHAPITRE SECOND. — *Suite des troubles de statique utérine d'origine neurasthénique.*

4° Les rétrodéviations neurasthéniques.

CHAPITRE TROISIÈME. — *Fin des troubles de statique utérine d'origine neurasthénique.*

Suite des rétrodéviations neurasthéniques.

Rétrodéviations des multipares et traitement des rétrodéviations neurasthéniques.

CHAPITRE QUATRIÈME. — *Les grandes névralgies pelviennes.*

Chapitre cinquième. — *Troubles circulatoires et trophiques d'origine neurasthénique.*

1º Congestion utérine et utéro-annexielle.

TROISIÈME PARTIE

LA NEURASTHÉNIE D'ORIGINE GÉNITALE. — LA NEURASTHÉNIE ET LES PSYCHOSES POST-OPÉRATOIRES

CHAPITRE PREMIER. — *La neurasthénie d'origine génitale.*

SOMMAIRE. — Un rapide coup d'œil en arrière. — Pourquoi l'influence de la neurasthénie sur l'appareil utéro-ovarien a exigé de bien plus longues descriptions que celles que nous aurons à faire sur la neurasthénie à point de départ génital.

Dans un premier groupe de faits nous trouvons les grossesses répétées, l'allaitement trop prolongé, la stérilité, les affections utéro-annexielles. — Conditions morales ajoutant leur effet au surmenage physique, dans ces divers cas.

L'innocuité des tumeurs utérines et annexielles, vis-à-vis de la neurasthénie.

La puberté et les conditions dans lesquelles elle peut mener à la neurasthénie.

Opinion de Lawson Tait sur le surmenage intellectuel des femmes.

Les ménorrhagies et les métrorrhagies des jeunes filles.

Les hémorrhagies de la délivrance.

L'infection puerpérale et l'infection blennorrhagique et moyens d'éviter la neurasthénie secondaire à ces infections.

Le rôle des hémorrhagies répétées et leur pathogénie en vue de la prévention de la neurasthénie.

Le rôle de l'âge critique. — Les troubles nerveux qui peuvent accompagner la ménopause et le moyen de les combattre.

CHAPITRE DEUXIÈME. — *Neurasthénie post opératoire. — Psychoses post-opératoires. — Indications et contre-indications opératoires chez les névropathes et chez les aliénées.*

SOMMAIRE. — L'état mental des neurasthéniques les pousse à demander le secours de la chirurgie. — Avec la sécurité qu'offre actuellement la chirurgie, elles n'ont pas besoin, pour cela, d'un cou-

La neurasthénie   17

QUATRIÈME PARTIE

ETUDE DE LA CLINOMANIE NEURASTHÉNIQUE. — RÉSUMÉ. — CONCLUSIONS. — RÈGLES GÉNÉRALES DU TRAITEMENT DE LA NEURASTHÉNIE.

CHAPITRE SECOND. — *Résumé. — Conclusions. — Règles générales du traitement de la neurasthénie.*

SOMMAIRE. — 1ʳᵉ PARTIE : RÉSUMÉ et CONCLUSIONS.

Les caractéristiques de la neurasthénie en général.

Bref résumé de l'historique de la neurasthénie génitale de la femme.

A. *Neurasthénie à point de départ génital.* — Enumération des causes génitales de la neurasthénie. — Prophylaxie de cette forme de neurasthénie. — *Neurasthénie et psychoses post-opératoires.*

B. *Coexistence de la neurasthénie et d'une infection aiguë ou chronique des annexes :* — Précautions à prendre dans les infections aiguës pour éviter la clinomanie. — Importance de la neurasthénie, dans les infections chroniques, au point de vue du pronostic et au point de vue du traitement.

C. *Influence de la neurasthénie sur l'appareil utéro-ovarien.* — C'est la partie capitale de cette monographie.

a) Troubles de statistique utérine d'origine neurasthénique : 1º Instabilité utérine. — 2º Affaiblissement en antéversion. — 3º Rétrodéviations. — Principales notions cliniques nécessaires à rappeler brièvement, au sujet de ces troubles de statique.

b) Résumé de notre étude des grandes névralgies pelviennes. — Rôle de la neurasthénie dans la production de ces phénomènes douloureux.

c) Troubles circulatoires et trophiques d'origine neurasthénique. — 1º La congestion utéro-annexielle d'origine neurasthénique. — 2º Les pseudo-métrites neurasthéniques et arthritiques. — 3º Les pseudo-hyperthrophies neuro-arthritiques curables. — 4º Causes de la fréquence des adhérences pelviennes, chez les neurasthéniques.

d) Résumé de notre étude de *la clinomanie neurasthénique :*

2º PARTIE : RÈGLES GÉNÉRALES DU TRAITEMENT DE LA NEURASTHÉNIE.

Le *traitement moral.*

Le *traitement médicamenteux.* — Danger des hypnotiques et des calmants. Indications de l'arséniate de strychnine, des glycérophosphates, des cacodylates, du sérum artificiel.

FIN DE LA TABLE

Saint-Amand (Cher). — Imprimerie Bussière.

www.ingramcontent.com/pod-product-compliance
Ingram Content Group UK Ltd.
Pitfield, Milton Keynes, MK11 3LW, UK
UKHW021007230726
13924UKWH00009B/2084